Web
動画付
▶━┥

根拠がわかる

母性
看護技術

［編集］
中村幸代

南江堂

執筆者一覧

■編集

中村　幸代　　横浜市立大学医学部看護学科

■執筆（執筆順）

中村　幸代　　横浜市立大学医学部看護学科

菱沼　由梨　　東京都立大学大学院人間健康科学研究科助産学専攻科

竹内　翔子　　横浜市立大学医学部看護学科

篠原枝里子　　横浜市立大学医学部看護学科

はじめに

　近年，看護学生は，母性看護学実習をイメージすることが難しい状況にあります．身近に妊産婦や新生児が存在しないことが一因として挙げられます．また，社会的な変化と役割の複雑化により，その多様性に対応することが求められていることもその理由です．上記に加え，昨今，母性看護学実習に変化が見られます．特に，様々な感染症の影響により，常に身近であった臨地での実習が貴重なものとなりました．このような状況下で，貴重な臨地実習をより身近に感じ，効果的に実施することが重要となっています．

　本書は，このような課題に対し，限られた臨地での実習時間を最大限に活かすための母性看護技術の書籍です．本書の特徴は，実習での1つ1つの場面で最大限の学びができるよう，実習場面を想定した構成としている点であり，事前に実習のイメージ化を図れる工夫を多くしています．例えば，豊富な写真と動画を使用しています．写真はビジュアル面を重視し，読者が母性看護の実践シーンをイメージしやすくするために大きめに掲載されています．また，動画も撮影し，読者が実際のケアシナリオを視覚的に体験できるようにしています．加えて本書では，『根拠がわかる母性看護過程』（南江堂，2018年）との連動を重視しています．母性看護学実習の理論的な背景と実践的な技術を相互に補完させることで，学習効果が最大化されます．さらに，各章は，母性看護過程（妊娠期−分娩期−産褥期−新生児期）に沿って，独立して利用できるため，読者のニーズに合わせて柔軟に活用することができます．そして，他の類書にはない内容として，看護学生が必ず実施するべき受け持ち妊婦への挨拶や実習指導者への報告の仕方，執筆者の専門性に基づいたケア技術（冷えとりエクササイズ，会陰マッサージ，HUG Your Baby 育児支援プログラムなど），昨今の周産期医療・看護の特徴である無痛分娩，産後のメンタルヘルス，外国人妊産婦とのコミュニケーションなども含まれています．

　最後に，母性看護学は，幾多も芽吹くいのちをつむぐ学問です．新しく産まれるいのちは様々です．幸せで満ち足りたいのちもあれば，不安を抱えたいのちや，果ててしまいそうないのちも存在します．このような多様ないのちに寄り添いながら，個々のいのちを大切に育むサポートが看護師に求められます．このためには，まず客観的な根拠に基づく高度な専門的な知識や技術，応用力が必要です．しかし，これだけでは十分ではありません．母性看護技術の根幹として，人間としての「こころ」を伝えることを忘れてはなりません．母性看護技術は単に技術を実践するだけでなく，実施者の「こころ」を伝えることが重要です．このことが，人工知能（AI）では代替できない，母性看護技術の本質であると考えています．

　本書は，必要な内容が凝縮されており，自信を持ってお勧めできるものです．学生はもちろん，大学や専門学校の教員や実習指導者にも幅広く活用していただけることを願っています．

2024 年 5 月

中村　幸代

本書の構成と紙面の見方

● 妊娠期・分娩期・産褥期・新生児期の❶挨拶の仕方，スタッフへの報告の仕方，❷観察技術，❸ケア技術，❹サポート技術，を多くの写真・イラストともに解説しています

❶ 挨拶の仕方，スタッフへの報告の仕方がわかる

● 実習の際の受け持ち患者への挨拶の仕方，病棟看護師への報告の方法など，コミュニケーションのポイントを解説します

---

2 妊娠期の看護技術

妊娠期では，妊婦に生じる解剖学的・生理学的変化への適応と，新しい家族を迎える過程での心理社会的変化への適応を促す支援が求められ，分娩期・産褥期を見据えた支援を行うことが重要である．ここでは，妊娠経過に伴う解剖学的・生理学的変化の正常性を評価・維持するための看護技術や，分娩期・産褥期に向けた心理社会的適応を促す看護技術について説明する

■ 受け持ち妊婦が決まった初日の挨拶，実習終了時の挨拶，スタッフへの報告の仕方

[初めて会う妊婦への挨拶：外来または病棟で妊婦健診・保健指導を 1 回見学する場合]
● 自分の所属，学年，氏名を伝える
● 担当スタッフと一緒に妊婦健診または保健指導に同席することを伝える

> 具体的な言葉遣いがわかります

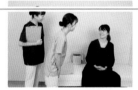

××学校×年生の○○（自分の氏名）と申します．本日，A さんを受け持たせていただき，□□さん（担当スタッフの名前）と一緒に，子宮底の計測などを実施させていただきます．どうぞよろしくお願いいたします

🐾Point
軽く会釈した後，妊婦と目を合わせて挨拶する．最後にもう一度会釈するとよい

[初めて会う妊婦への挨拶：病棟で数日間受け持つ場合]
● 自分の所属，学年，氏名を伝える
● 何日間（または，いつまで）受け持つか伝える

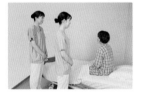

××学校×年生の○○と申します．本日より X 日間（×月×日まで），B さんを受け持たせていただきます．どうぞよろしくお願いいたします

🐾Point
臥床安静を保っている妊婦もいる．臥床したままの状態で挨拶することがあるということも心得ておく，また，無理に，あるいは急に座位をとらせることのないよう「そのまま横になられてください」「楽になさってください」などの言葉を添えることが好ましい

[スタッフへの報告の仕方：朝の自己紹介]
● 自分の所属，学年，氏名を伝える
● 受け持ち妊婦を特定する情報（部屋番号，名前，初産婦か経産婦か，妊娠週数など）を伝える

10

❷ 観察技術がわかる

● 正常過程からの逸脱がないかをアセスメントするための技術を解説します

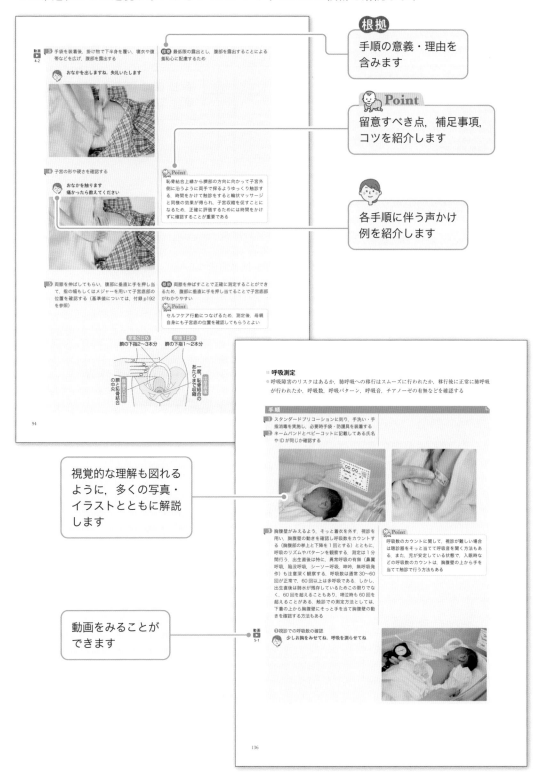

根拠
手順の意義・理由を
含みます

Point
留意すべき点，補足事項，
コツを紹介します

各手順に伴う声かけ
例を紹介します

視覚的な理解も図れる
ように，多くの写真・
イラストとともに解説
します

動画をみることが
できます

❸ ケア技術がわかる

● 妊産褥婦，新生児への日常生活援助，診療の補助技術を解説します

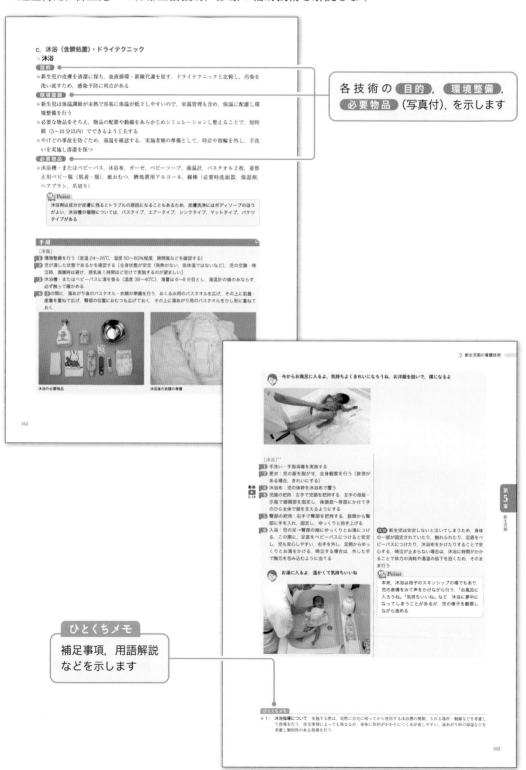

各技術の **目的**，**環境整備**，**必要物品**（写真付），を示します

ひとくちメモ
補足事項，用語解説などを示します

❹ サポート技術がわかる

● 主にセルフケアのための教育・指導方法を解説します

> ### C サポート技術
>
> #### a. 母子同室への支援
>
> 母子同室の利点として，母親が児との生活に慣れ，児のサインを読み取ることができる，いつでも母乳をあげられるため母乳育児の確立に有効であるといった点があげられるが，産後ならではの注意点も説明が必要である．安心して母子同室ができるようコミュニケーションについて説明する
>
> #### ■ 産婦への説明方法
> [母子同室に関する説明]
>
> 母子が一緒に過ごすことで，赤ちゃんはおっぱいが欲しい時，抱っこして欲しい時，いつでも一緒にいることで安心して過ごすことができます．お母さんは，特に初めての場合，赤ちゃんからのサインを読み取るのが難しいと感じるかもしれませんが，一緒に過ごすうちに赤ちゃんのリズムがわかるようになるので，退院後の育児の心配が少なくなると思います．また，赤ちゃんからのサインに合わせてすぐに授乳することができるので，母乳育児を希望する場合もスムーズに進められるというメリットがあります
>
> 3時間おきには授乳があるので，赤ちゃんの睡眠に合わせて，お母さんも合間は一緒にゆっくり休めるようにリズムをつくっていけるとよいですね
>
> [注意点の説明]
> ● 安全や事故防止のポイントについて簡潔に説明する
> ● 母子同室中も必要に応じて援助希求行動がとれるような声かけを行う
>
> 赤ちゃんと一緒に過ごす際の注意点ですが，盗難や事故防止のため，赤ちゃんを一人にしないようにしてください．そのため，おやすみになりたい時や，面会などでお部屋を出る際は必ず，スタッフに預けてください
>
> 転落防止のため，おやすみになる時は赤ちゃんをベビーコットに寝かせてください．また，窒息予防のため，顔の近くにおもちゃやタオルなどは置かないようにしましょう
>
> 授乳やおむつ交換の時に哺乳表を記載してください．授乳の回数や変化，赤ちゃんの排泄の状態を確認することで，赤ちゃんのリズムや健康状態を把握することができます
>
> 感染予防のために手洗いや手指消毒をしてください
>
> 安心して赤ちゃんと一緒に過ごせるようにサポートさせていただきますので，困った時や必要な時はいつでもスタッフに声をかけてください
>
> 182

教育・指導方法のコツ，
声かけ例がわかります

目次

第 **4** 章　**産褥期**　　　　　　　　　　　　　　　　　　竹内翔子　89

第5章 新生児期　　　　　　　　　　　　　　　　　篠原枝里子　123

column　HUG Your Baby育児支援プログラム　　　　　　　菱沼由梨　188

付　録　　　　189

動画の使い方

- 本書内の ^{動画}▶マークがついている技術の動画をご覧いただけます
- 下記の QR コードまたは URL の Web サイトにアクセスし，パスワードを入力してください．動画タイトル一覧からご希望の動画を選択することにより，動画が再生されます

https://www.nankodo.co.jp/secure/9784524230266.aspx

パスワード	

動画閲覧上の注意事項

- 本動画の配信期間は，本書最新刷発行日より5年間を目途とします．ただし，予期しない事情により，その期間内でも配信を停止する可能性があります
- パソコンや端末の OS バージョン，再生環境，通信回線の状況によっては，動画が再生されないことがあります
- パソコンや端末の OS，アプリケーションの操作に関しては，南江堂は一切サポートいたしません
- 本動画の閲覧に伴う通信費などはご自身でご負担ください
- 本動画に関する著作権はすべて南江堂にあります．動画の一部または全部を，無断で複製，改変，頒布（無料での配布および有料での販売）することを禁止します

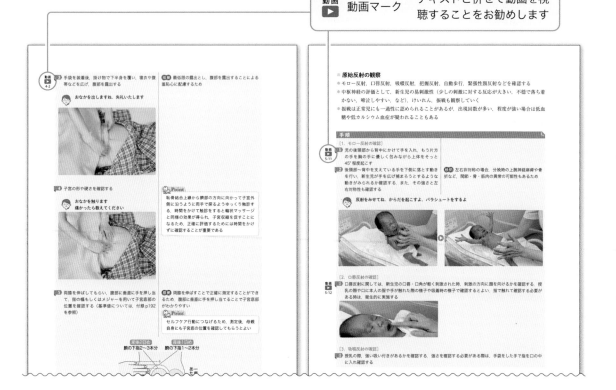

動画タイトル一覧

●動画数は32個，合計約25分です．一覧では動画の再生時間を［分：秒］で表記し，その右に本書の該当頁を示します

第 1 章

母性看護技術の考え方

A 母性看護学の5つの特徴 (図1)

母性看護技術の特徴は，母性看護学の特徴に準じています．そこで，最初に，母性看護学の特徴について理解しましょう．

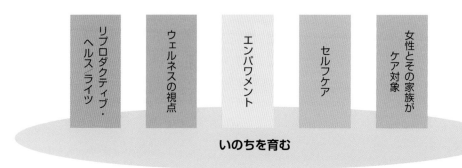

図1 母性看護学の特徴

1. リプロダクティブ・ヘルス / ライツ

リプロダクティブ・ヘルス / ライツとは1990年にWorld Health Organization（WHO）によって提唱され，1994年にエジプトのカイロで開かれた国際人口開発会議（ICPD）で採択された概念です．リプロダクティブ・ヘルス / ライツは，性と生殖に関する「健康」と「権利」と訳されています．「健康」では，健康問題を予防し，解決することによって，人々が安全で満ち足りた性生活を営むことができること，「権利」では，子どもを産むかどうか，産むとすればいつ，何人までを産むかを決定する自由，生殖・性に関する適切な情報とサービスを得られる権利などがあげられます．このリプロダクティブ・ヘルス / ライツの対象は，女性の妊娠・分娩・産褥・育児期にかかわる一時的なものではなく，女性のライフサイクルすべての健康にかかわっており，男女平等，人口問題，生命倫理など，非常に広い範囲を含みます．

2. ウェルネスの視点

ウェルネスの視点とは，今ある状態を問題ととらえるのではなく，正常であり健康に経過できている状態ととらえ，現状を維持し，さらによい状態にしようという視点です．しかし，妊娠期・分娩期・産褥期・新生児期は移行の時期であり，変化が著しいです．また，異常への逸脱のリスクが高い時期でもあります．そのため，よりよい健康状態への促進が重要です．

3. エンパワメント

エンパワメントとは，その人が本来もっている力を湧き出させることをいいます．看護におけるエンパワメントは，患者に対し，看護師が，患者のもっている力(生きる力や健康促進への力)が湧き出るように援助することをいいます．母性看護学でも，女性や胎児・新生児とその家族は，本来もっている力を発揮し，自己決定力を維持・強化できるように支援すること，つまり，このエンパワメントアプローチが重要なのです．このように，母性看護学では，女性が生涯にわたって身体的，心理的，社会的に良好な健康状態であるように，女性自らが健康の保持増進や疾病の予防や回復ができるように援助することを大切にしています．

2

4. セルフケア

　セルフケアは，前述のエンパワメントと一見似ているので，少し混乱するかもしれません．エンパワメントを高めることで，セルフケアができるようになると考えてください．母性看護学は，妊娠期・分娩期・産褥期・新生児期が正常な経過の健康な人を主な対象としています．つまり，対象自らが健康問題を解決し，より健康に過ごすことを目指して行うセルフケアが必要になります．セルフケアは自己決定に基づいた行動であり，看護者は，より適切なケアを対象自身が選択し自己決定し実施できるようにサポートすることが求められます．

5. 女性とその家族がケア対象

　母性看護学では，ファミリーセンタード・マタニティ・ケア（family-centered maternity care：FCC）という言葉が用いられています．FCC を重視した母性看護学では，出産を「身体的・情緒的・社会的変化やストレスを含む正常な生理的な出来事」としてとらえます．特に，妊娠・出産は新しい家族形成の出発点であることから，女性や子どもだけでなく家族という視点が重要となります．人の誕生を中心に，妊娠期・分娩期・産褥期・新生児期の看護について，家族を含めた安全で快適なケアを提供するための支援が必要です．昨今，夫婦コペアレンティングという，「夫婦でともに取り組む育児」が注目され，夫や家族へのケアの実施が求められています．一方で，夫や家族と接する機会も少ないため，ケアの対象にするための課題もあげられています．

B　母性看護技術の特徴

　母性看護技術は，このような母性看護学の特徴を踏まえ，促進するための技術です．したがって，その特徴は，対象に本来備わっている力を引き出し，生理的な現象（メカニズム）が順調に経過するためのケア，すなわち，エンパワメントを促進し，セルフケアをサポートすることが主軸です．また，妊娠期・分娩期・産褥期・新生児期は変化が大きい時期であり，異常への逸脱のリスクが高い時期です．そのため，より高度な観察能力とアセスメント能力が必要になります．特に，新生児への看護技術は意思疎通が困難ですので非常に難しいです．

C　母性看護過程の全体像と 3 つのつながりを意識して母性看護技術をとらえる

1. 母性看護過程の一部としての母性看護技術

　前述したように，母性看護学は，母子と家族が有する社会資源を対象自らが活用して，健康状態の安全性や快適性を保証してより高いレベルに維持・向上させることが目的です．そのため，母性看護過程もウェルネスの視点で展開するところに特徴があります．母性看護技術は母性看護過程の全体像の一部を成す要素として，両者が密接にかかわっています．母性看護技術を理解する前提として，母性看護過程の全体像を把握しておく必要があります．

母性看護過程の流れ（図2）

▷ **情報収集**

　まずは情報収集です．母性看護技術の観察技術の項目を観察しましょう

- **S：主観的データ**：個人あるいは家族からの言語的データ
- **O：客観的データ**：看護師の観察やケアにより得られたデータ，検査値など

▷ **アセスメント**

　得られた情報の整理をして，分析・解釈し，下記の「つながり」を意識して統合しましょう（図3）．現在の経過が正常なプロセスなのか否か，その原因は何かをアセスメントします．アセスメントは総合的に行うことが重要です

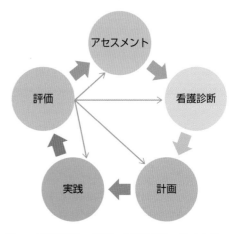

図2　看護過程の展開：看護過程のサイクル

▷ **診断名**

　経過が正常であれば，ウェルネスの視点で診断名をつけましょう

▷ **看護計画（ケア計画）**

　まず，目標を立案しましょう．そして，目標（期待される結果）を達成するためのケア計画を立案しましょう

　「いつ」「誰が」「何を」「どのように」を具体的に記載しましょう

▷ **実施**

　看護計画で立案した具体策の実践と並行して，対象の反応や状態を観察します．実施の技術は，観察技術，ケア技術，サポート技術に分けられます．母性看護学の主役は，女性であり，新生児であり，その家族です．そして，看護者は，対象のエンパワメントを促進し，セルフケアをサポートすることが主軸です．そのため，本書では，指導や教育技術ではなく，あえてサポート技術という用語を使用しています

- **観察技術**：正常に経過しているか否かの情報を得ます
- **ケア技術**：現状維持やさらによい状態なるように実践します
- **サポート技術**：エンパワメントを促進し，セルフケア能力を高めます

▷ **評価**

　目標（期待される結果）がどの程度達成されたか，なぜ目標が達成されたのか，または達成されなかったのかを評価し，ケア計画の継続・修正・終了の判断を行います

2. 3つのつながりを意識する（図3）

　また，母性における看護過程は，たくさんの「つながり」があります．「つながり」とは両者が互いに影響し合う状態と理解してください．

　まず1つ目は，看護過程の各要素間のつながりです．これは，母性看護学に限らず看護学すべてに共通することです．「情報収集」から「アセスメント」して，その「問題解決もしくは状況維持や促進のための看護技術」と「評価」が，互いにつながっていることを理解しましょう．

　2つ目は，経過間のつながりです．女性の中で，「妊娠期」・「出産期」・「産褥期」は，つながっています．例えば，分娩期の分娩時出血は，産褥期の母乳育児に大きく影響します．

看護過程	妊娠経過

看護ケアの対象

図3　母性看護学のつながり

　3つ目は，看護ケアの対象間のつながりです．看護ケアの対象は，「女性」，「胎児」，「新生児」，その「家族」であり，お互いに関連しあっています．例えば，早産で出産し母子分離になったとします．たちまち，母子相互作用や母乳育児，子宮復古などに影響がでてくると思います．このように，特に胎児と妊産婦，新生児と褥婦は密接につながっています．

　目の前の状況のみに基づいては，誤った判断・対応となる可能性があります．必ず，母性看護過程の全体像を把握し，上記のつながりを意識し，自分のケアが及ぼす影響の範囲を確認しながら母性看護技術を展開することが大切です．

第 2 章

妊娠期

1 妊娠期のケアの特徴

妊娠期とは

● 妊娠期とは，女性の体内に生命が宿り，10ヵ月の期間を経て，胎外生活が可能な状態にまで成長・発育する期間をさします．また，この時期にある女性を「妊婦」といいます．

妊娠期の女性の特徴

[身体的特徴]

● 妊娠の維持，受精卵から胎児・胎児付属物（胎盤，臍帯，卵膜，羊水）への成長，母乳育児に向けた乳房の発達などにかかわる内分泌的・物理的変化によって，解剖学的・生理学的に大きく変化します．妊娠中に生じる生理学的変化は，妊娠期特有の合併症を引き起こすリスクがあり，たとえ医学的な異常は認められず正常な経過であっても，マイナートラブルと呼ばれる不快症状や，健康上の問題を招く要因となります．

[心理的特徴]

● 胎児との愛着を形成し，母親としての役割を獲得しながら，出産・育児に向けて準備する時期です．わが子をイメージし，母親としての自己像や新たな家族との生活を想像し，喜ばしく思う反面，腹部の増大やマイナートラブルの出現によって，妊娠以前のようには生活できないことに対して，悲観的になったり，苛立ちや葛藤を抱くこともあります．また，出産が近づくに連れ，様々な不安を抱くようにもなります．

[社会的特徴]

● 女性は，パートナーや家族との関係性，職場や地域社会などでの人間関係，生活を支えるための経済的基盤を整えながら，出産・育児の環境やサポート体制を整え，新しい家族を迎えるための準備をします．また，家族にも大きな役割変化やライフスタイルの調整が求められるようになります．

● 妊娠中は，妊娠経過そのものが妊婦にとって大きな負荷となります．妊娠に伴う様々な解剖学的変化・生理学的変化が，異常を誘発するようなリスクにさらされることによって，容易に，母体・胎児の健康を脅かす可能性があります．

妊娠期のケアの特徴

● 妊婦は基本的に健康であり，セルフケアができるとされています．しかし，たとえ正常な経過をたどっていたとしても，誰もが，妊娠経過や出産に異常が起こらないか，生まれてくる子どもに異常はないかといった不安を抱きます．定期的な妊婦健康診査（妊婦健診）を通じて，妊婦や胎児の異常を早期発見するとともに，母児ともに健全に分娩期を迎えられるよう，その土台づくりを支援していくことが大切です．

● また妊娠中には，限られた期間の中で，検査や治療，出産・育児方法，家庭・社会生活の調整など，様々な事柄について意思決定をし，出産・育児に向けた準備を進めていきます．妊婦自

身が主体的に意思決定できるよう支援し，出産・育児に向けた準備が適切に行われるよう支援することが求められます．

● 女性にとって妊娠は，生まれてくる児のために，という動機から，これまでの生活全体を見直すよい機会となります．そのため，妊娠・出産を支える看護職には，出産後，長い将来にわたる児と家族の健康も視野に入れた健康支援を提供することが求められます．

2 妊娠期の看護技術

　妊娠期では，妊婦に生じる解剖学的・生理学的変化への適応と，新しい家族を迎える過程での心理社会的変化への適応を促す支援が求められ，分娩期・産褥期を見据えた支援を行うことが重要である．ここでは，妊娠経過に伴う解剖学的・生理学的変化の正常性を評価・維持するための看護技術や，分娩期・産褥期に向けた心理社会的適応を促す看護技術について説明する

受け持ち妊婦が決まった初日の挨拶，実習終了時の挨拶，スタッフへの報告の仕方

[初めて会う妊婦への挨拶：外来または病棟で妊婦健診・保健指導を 1 回見学する場合]

● 自分の所属，学年，氏名を伝える

● 担当スタッフと一緒に妊婦健診または保健指導に同席することを伝える

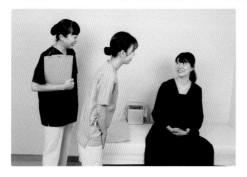

××学校×年生の〇〇（自分の氏名）と申します．本日，A さんを受け持たせていただき，□□さん（担当スタッフの名前）と一緒に，子宮底の計測などを実施させていただきます．どうぞよろしくお願いいたします

Point

軽く会釈した後，妊婦と目を合わせて挨拶する．最後にもう一度会釈するとよい

[初めて会う妊婦への挨拶：病棟で数日間受け持つ場合]

● 自分の所属，学年，氏名を伝える

● 何日間（または，いつまで）受け持つか伝える

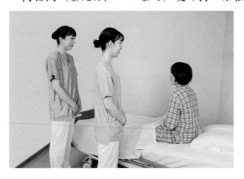

××学校×年生の〇〇と申します．本日より X 日間（×月×日まで），B さんを受け持たせていただきます．どうぞよろしくお願いいたします

Point

臥床安静を保っている妊婦もいる．臥床したままの状態で挨拶することがあるということも心得ておく．また，無理に，あるいは急に座位をとらせることのないよう「そのまま横になられてください」「楽になさってください」などの言葉を添えることが好ましい

[スタッフへの報告の仕方：朝の自己紹介]

● 自分の所属，学年，氏名を伝える

● 受け持ち妊婦を特定する情報（部屋番号，名前，初産婦か経産婦か，妊娠週数など）を伝える

根拠 複数の学生がいる中，自分が何者であり，何を目的としてそこにいるのかを明確に自己申告することで，実習がスムーズに行える．妊婦を対象とする実習の場合には，対象の個別性を代表する情報（妊娠週数・初産婦か経産婦かなど）を言い添えられるとよい

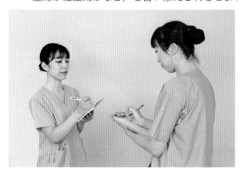

> 本日，妊娠×週の初（経）産婦Cさんの妊婦健診（保健指導）に入らせていただく学生の〇〇です

> 本日，□□号室に入院されている，妊娠×週の初（経）産婦Dさんを受け持たせていただく学生の〇〇です

[スタッフへの報告の仕方：急を要する場合，タイムリーに相談・報告したいことがある場合]

● 自分の所属，学年，氏名を伝える

● 受け持ち妊婦を特定する情報（部屋番号，名前，初産婦か経産婦か，妊娠週数など）を伝える

● 急を要すること，タイムリーに相談・報告したいことがあることを伝える

根拠 多忙なスタッフに対して，「今」とつけることで，急を要する相談・報告内容であることが伝わるようにしながらも，相手の都合を伺うようにする．また，自分が何者であるかを名乗ると同時に，受け持ち妊婦を特定する情報（部屋番号・氏名など）を言い添えると，指導者も状況を理解し，アドバイスしやすくなる

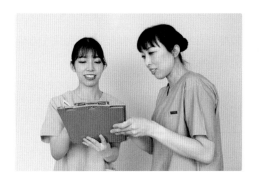

> 失礼いたします．今お時間よろしいでしょうか（ご相談・ご報告させていただいてよろしいでしょうか）．×号室のEさんを受け持たせていただいている学生の〇〇です．先ほどEさんのバイタルサインが××で，Eさんから×××と質問がありました

> **Point**
> 言葉でうまく伝えられない場合は，自分のメモや記録をみせるとやりとりがスムーズになることが多い

[スタッフへの報告の仕方：急を要さない場合，後で相談・報告したいことがある場合]

● 自分の所属，学年，氏名を伝える

● 受け持ち妊婦を特定する情報（部屋番号，名前，初産婦か経産婦か，妊娠週数など）を伝える

● 急ぎではない相談・報告があることを伝える

根拠 多忙なスタッフに対して，時間をとってもらえるか事前に確認する．何に関することかを簡潔に伝えることで，スタッフ自身が，自分にとっての優先順位を検討し，時間を調整することができる．また，自分が何者であるかを名乗ると同時に，受け持ち妊婦を特定する情報（部屋番号・氏名など）を言い添えると，指導者も状況を理解し，アドバイスしやすくなる

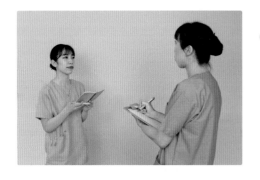

失礼いたします．×号室のFさんを受け持たせていただいている学生の〇〇です．××についてご相談（報告）したいことがあるのですが，いつ頃でしたらお時間いただけますでしょうか？（ご都合のよいお時間を教えていただけますでしょうか？）

[実習終了時の妊婦への挨拶：外来または病棟で妊婦健診・保健指導を1回見学した場合]

● 実習に協力してもらったお礼を伝える

根拠 限られた短い時間，医師や助産師と相談したいかもしれない中，実習に協力してもらっているため，妊婦健診（または保健指導）終了時に，感謝の気持ちを伝える

 本日は受け持たせていただきありがとうございました
（自分が見送る場合）気をつけてお帰りください
（自分が先に退席する場合）これで失礼させていただきます

[実習終了時の妊婦への挨拶：病棟で数日間受け持った場合]

● 実習に協力してもらったお礼を伝える
● 翌日以降も実習が継続するのか，または本日が実習最終日となるのか（褥婦が先に退院する場合もある）を伝える

根拠 妊婦は様々な制限や負担を強いられる入院生活を送っている．そのような中，実習に協力してもらっているため，受け持ち期間中は毎日，実習終了時に挨拶に伺う．特に実習最終日には，実習を受け入れてくれたことへの感謝の気持ちを伝える

 （翌日以降も実習が続く場合）Gさん，失礼いたします．今少しよろしいでしょうか？　本日の実習はこれで終了となります．本日はありがとうございました．また明日の朝，伺います．明日もよろしくお願いいたします

 （実習最終日の場合）本日で私の実習は終了となります．実習を受け入れていただきありがとうございました

 （妊婦が先に退院する場合）ご退院おめでとうございます．実習を受け入れていただきありがとうございました．お身体大切になさってください

 Point

適切な言葉で感謝を述べ，実習期間中に妊婦が退院する場合には，できるだけ退院を見送り挨拶するのが望ましい

A 観察技術

▦ 尿蛋白・尿糖の検査

目的

● 妊婦健診では，毎回来院時の一時尿（中間尿）を採取して，尿検査（糖，蛋白）を行う

環境整備

● 施設内のトイレは，妊婦が安全に落ち着いて採尿できるよう，広く清潔な雰囲気であることが好ましい

必要物品

● 採尿カップ

● 試験紙（通常はウロペーパー®を用いる．あらかじめ添付の説明書を読んでおく）

● 検体（中間尿）

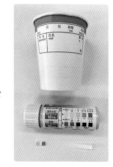

手順	
1 初診の際に，検査の目的・採尿場所・提出方法を説明する	**根拠** 妊婦健診では毎回尿検査を実施する．妊婦がスムーズに妊婦健診を受けられるようにするため
尿蛋白・尿糖など採尿の検査を行います．お手洗いはあちらです．カップに中間尿をとっていただき，（施設で指定された場所）にご提出ください	
2 採尿カップを渡し，中間尿を採取するよう説明する	
最初のお小水はとらず，中間尿をとってください．カップに2〜3cm程度で構いません．帯下が混じってしまった場合には，健診の際に（診察室で）教えてください	**根拠** 妊娠中は帯下が増量する．尿に混じると尿蛋白擬陽性（または陽性）になることがあるため
3 尿が提出されたら，試験紙の約1/3を尿に浸し，すぐに取り出す	
4 明るい自然光のもとで色調表と比較し，尿蛋白の有無・程度を確認する	**根拠** 蛋白尿は，妊娠高血圧症候群の症状の1つである．また，腎盂腎炎や慢性腎炎などによっても，蛋白尿を認めることがある．今後の妊娠経過におけるリスクの有無を評価することは重要であるため
5 同様に，尿糖の有無・程度を確認する	**根拠** 妊娠により腎の糖閾値が低下すると，尿糖がみられることがある．また，糖分の多い食品の摂取後にも，一過性に尿糖がみられることがある．一方，尿糖陽性が持続する場合には，糖尿病合併もしくは妊娠糖尿病発症の有無を確認する必要があるため
6 試験紙は常温かつ湿気のないところに保管する	

▨ レオポルド触診法

目 的
- 腹部触診により，子宮壁上から，子宮の大きさ，子宮底の高さ，胎児の存在および位置を確認する
- 胎児の大きさを推測し，胎内での発育を評価するとともに，胎位を確認することで，経腟分娩の可否を評価する

環境整備
- 仰臥位で腹部を露出するため，診察台（またはベッド）が設置された個室またはカーテン，スクリーンなどで仕切られた，温かい空間で実施する

必要物品
- 診察台
- バスタオルまたはタオルケット

手 順

1 診察の目的を説明する

根拠 目的を理解してもらうことで，姿勢の保持や呼吸のコントロールなどに協力を得るため

2 診察台（またはベッド）に臥床してもらう

3 膝を曲げたまま，腹部が露出するように仰臥位をとってもらい，バスタオル（またはタオルケット）で下半身を覆う

根拠 露出は最低限とし，羞恥心に配慮するため

動画
▶
2-1

4 第1段：まず妊婦と直接向かい合うように立つ．続いて，診察者自身の腕や指先の力を抜き，両手指を少し屈曲した状態で，小指側を子宮底部に当て，優しく静かに圧する．腹壁上から，子宮底の高さ・形，胎児部分を確認する

Point

妊婦が息を吐くタイミングに合わせて，腹壁に添えた手指の腹壁に対する圧を強め（手を腹壁に沈ませるイメージ），息を吸うタイミングで圧をゆるめる（手を浮かせるイメージ）

> おなかを触りますね．ご自分のペースでゆっくり呼吸を続けてください．腰が痛いなどありましたら，遠慮なくお声をおかけください

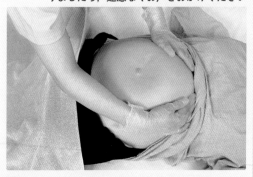

5 第2段：引き続き，子宮底に当てた両手を下方（子宮壁の両側）へと滑らせるように移動させ，同様に，優しく静かに圧する．腹壁上から，胎向や羊水量を診断する

Point

左右同時に圧するだけでなく，左右交互に圧すると，左右の形状の違いがわかりやすい

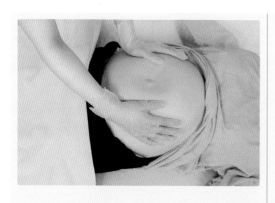

 6 第3段：恥骨上で，片方の手の母指と他の4指を開き，腹壁をゆっくり圧する．腹壁上から，恥骨結合上にある胎児部分（胎児下降部）と，その可動性を確認する

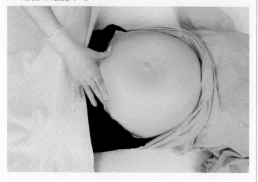

7 第4段：まず，妊婦の足のほうをみるように向きをかえる．続いて，両手それぞれ，母指以外の4指をそろえ少し屈曲させる．妊婦の左側腹部・右側腹部に，診察者の右手・左手を静かに添え，手指先端で下降部をはさむようにしながら鼠経靱帯に並行に進める．腹壁上から，骨盤腔内への胎児下降部の位置と進入程度を確認する

下腹部をおしますね．一度，深呼吸していただいてよろしいでしょうか

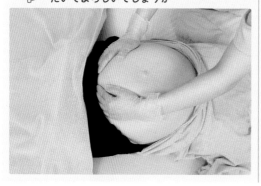

 Point

呼気のタイミングで手指先端を足方向へ深く挿入させる

根拠 妊婦が息を吐いたタイミングで腹壁が弛緩するため

▓ 子宮底長の計測

目的
● 子宮底長から，妊娠週数，胎児の大きさ・数，羊水量などを推定し，胎児の成長を評価する．また，子宮底長の推移から，姿勢や，歩行，起坐動作などの日常生活動作への影響を評価し，日常生活における安楽を保つための助言を行う

環境整備
● 「レオポルド触診法」の項に準ずる

必要物品
● 診察台（またはベッド）
● バスタオルまたはタオルケット
● メジャー

手順

・子宮底長の測定には，膝を伸ばした状態で測る「安藤の方法」と，膝を曲げた状態で測る「今井の方法」の2種類がある．いずれの方法で実施するかは，施設の方針に従う

1 排尿を済ませていることを確認し，計測の目的を説明する	**根拠** 膀胱が充満していると，正確に計測できないため．また，計測により尿意を誘発することがあるため
これから子宮底を計測いたします．お手洗いはお済みでしょうか	
2 診察台（またはベッド）に臥床してもらい，仰臥位をとってもらう（レオポルド触診法を実施する前後に，仰臥位の姿勢を保った状態で計測することが多い）	
ご自分のペースで，ゆっくり診察台に横になってください．腰に負担がかからないよう，腰をかけていただいた後に，手をつきながら，ゆっくり横になってください	**根拠** 増大した子宮により，腰部への負担が大きくなっているため．また，動作を急がせることで，子宮収縮や腰痛を誘発させてしまうことがあるため
3 下肢にバスタオルをかけ，膝を曲げたまま，腹部を露出させてもらう	**根拠** 下半身の保温およびプライバシー・羞恥心に配慮するため．特に腹部の（急激な）冷えは子宮収縮を誘発する一因となり，切迫早産のリスクともなりうるため
おなかにタオルをかけますね．寒いと感じたりおなかが冷えたりするようでしたら教えてください	
4 測定者の手が冷たくないことを確認する	**根拠** 冷たい手で妊婦の身体に触れると，妊婦を驚かせ，子宮収縮を誘発したり，不快感を招いたりすることがあるため
これから計測を始めます．おなかを触りますね	

［安藤の方法：膝を伸ばして測る］

5 両膝を曲げたままの状態で，子宮底の最も高い位置を確認する

 膝を曲げたままでいてください．子宮底を触りますね

根拠 両膝を曲げることで，腹壁が弛緩する．触診による刺激をやわらげることができるため

6 両膝を伸ばしてもらう．両膝を伸ばすことで正確に測定することができる

 膝を伸ばしていただけますか

根拠 両膝を伸ばすことで腹壁が伸展する．腹部皮下脂肪の厚みを減らし，より正確な測定につながるため

7 恥骨結合上縁を確認して，中央にメジャーの「0」を合わせ，一方の示指で固定する

 恥骨をおさえますね

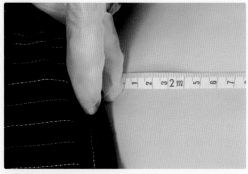

恥骨結合上縁中央にメジャーの「0」を合わせている

8 他方の示指と中指でメジャーを把持し，母指以外の4指をそろえ，腹壁に対して手掌を垂直にして，子宮底の最高点を触知する

 子宮底を触りますね

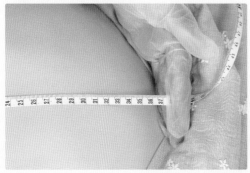

9 メジャーを子宮壁の彎曲に沿わせた状態で，恥骨結合上縁中央から子宮底の最高点までの距離を計測する

ゆっくり呼吸を続けてください
（子宮底の最高点が不明瞭な場合は，妊婦に再度両膝を曲げてもらい確認する）

（すみません．）もう一度，膝を曲げていただけますか

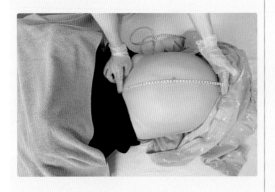

[今井の方法：膝を曲げたまま測る]

5 両膝を曲げたままの姿勢で，子宮底が腹壁から触れる最高点を確認する

膝を曲げたままでいてくださいね．子宮底を触りますね

6 恥骨結合上縁中央にメジャーの「0」を合わせ，一方の示指で固定する

恥骨をおさえますね

7 他方の示指と中指でメジャーを把持しながら，恥骨から子宮底へと，メジャーを把持した手を移動させる

測りますね

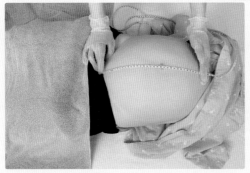

Point

今井の方法は，子宮底の最高点が不明瞭となりやすい．また，安藤の方法での計測結果と比べると，約1ヵ月少なく（小さく）なるとされている

⑧ 腹壁正中線上で，恥骨結合上縁中央から，子宮底が腹壁から触れる最高点までの距離を計測する

 ゆっくり呼吸を続けてください

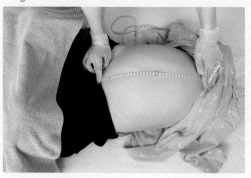

■ 腹囲の測定

(目 的)

● 妊娠中期以降は，子宮底長と併せて胎児の成長と羊水量を評価する．ただし，腹囲の測定は，有用性が不明であるとして省略する施設もある

(環境整備)

● 「レオポルド触診法」，「子宮底長の計測」の項に準ずる

(必要物品)

● 「子宮底長の計測」の項に準ずる
● 診察台（またはベッド）
● バスタオルまたはタオルケット
● メジャー

手 順

・下腹部の最大周囲部を計測する方法と，同一部位での腹囲の大きさの推移を比較するために，計測位置を統一して臍部（臍の真上）で計測する方法と，2通りの方法がある

❶ 計測の目的を説明する

 これから（続いて）腹囲を計測いたします

❷ 診察台（またはベッド）に臥床してもらい，仰臥位をとってもらう

 （子宮底長の計測が終わった直後に）このまま腹囲を計測いたしますね

 Point

子宮底長の計測の前後に，仰臥位の姿勢を保った状態で計測することが多い

3 膝を曲げて腰を浮かせてもらい，メジャーを腰下に通す

 膝を曲げて，腰を持ち上げてください
（必要に応じて，腰下に優しく手を添えながら）お手伝いいたしますね
（メジャーを通し終えたら）大丈夫です．腰を戻してください

[下腹部の最大周囲部で計測する方法]
 4 メジャーを背中から回し，最大周囲部で交差させる

 背中の下からメジャーを通しますね

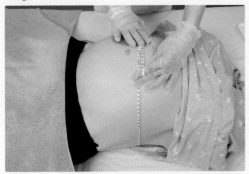

5 妊婦に膝を伸ばしてもらい，診察台とメジャーが垂直になるようにする

 膝を伸ばしてください．測りますね

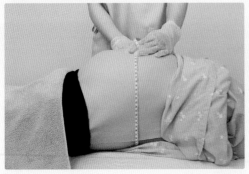

 6 メジャーがたるんでいないことを確認し，呼気時に目盛りを読み取る

 膝を伸ばしてください．ゆっくり呼吸を続けてくださいね

 Point

腰下に手を添え，腰上げ動作を優しくサポートするとよい．もしくは，脊柱の生理的彎曲を利用すると，腰下にメジャーを通しやすい

根拠 吸気量は個人差が大きい．胎児の成長発達の指標となるため，個人差による影響は最小限にする必要があるため

7 必要に応じて，再度腰を浮かせてもらい，メジャーを取り除く

 終わりました．メジャーを外しますね（お手伝いいたしますので，）腰を持ち上げてください

Point

生理的彎曲により腰と診察台（ベッド）の間に空間がある場合には，腰を挙上する必要がない

［臍部（臍の真上）で計測する方法］

4 メジャーを背中から回し，臍部で交差させる

背中の下からお臍の上にメジャーを通しますね

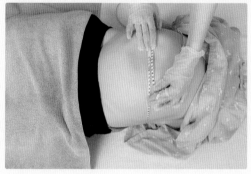

5 妊婦に膝を伸ばしてもらい，診察台とメジャーが垂直になるようにする

苦しくないですか．ゆっくり呼吸を続けてくださいね

Point

妊婦の呼吸を妨げるほどメジャーをおなかの壁にきつく密着させると正確に測定できない

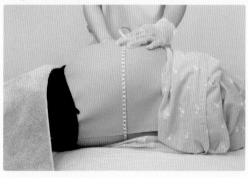

 6 メジャーがたるんでいないことを確認し，呼気時に目盛りを読み取る

膝を伸ばしてください．ゆっくり呼吸を続けてくださいね

根拠 吸気量は個人差が大きい．胎児の成長発達の指標となるため，個人差による影響は最小限にする必要があるため

 7 必要に応じて，再度腰を浮かせてもらい，メジャーを取り除く

終わりました．メジャーを外しますね

Point

生理的彎曲により腰と診察台（ベッド）の間に空間がある場合には，腰を挙上する必要はない

■ 浮腫の観察

● 妊娠期は，母体の体水分の増加，増大子宮による下大静脈の圧迫，血漿内のアルブミン濃度の減少によって血管内への水分の取り込みが阻害され，浮腫が起こりやすくなる．特に下肢にみられ，静脈瘤や血栓のリスク因子となる．また，妊娠高血圧症候群などの異常徴候の1つでもあるため，高血圧，尿蛋白の有無などと併せて観察する

環境整備

● 「レオポルド触診法」，「子宮底長の計測」，「腹囲の計測」の項に準ずる
● 子宮底長および腹囲の計測が終了した後，下肢（脛骨の前面）を露出して実施するため，診察台（またはベッド）が設置された個室またはカーテン，スクリーンなどで仕切られた，温かい空間で実施する

必要物品

● 診察台（またはベッド）
● バスタオルまたはタオルケット

手順

1 妊婦の脛骨前面を，母指または示指で圧迫する

 足のむくみを確認いたします．足の表面を強めにおしますね

2 圧迫後の痕跡（凹みの程度）を観察する

 くつ下の跡はつきますか
普段立っていることが多いですか
いつもこのように浮腫んでいますか
どのような時，浮腫んでいますか，浮腫んでいるのに気づきますか

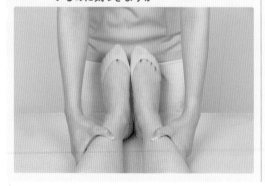

Point

子宮底長・腹囲測定後，仰臥位のまま触診しても，身支度を整えた後，座位で触診してもよい

Point

妊婦と一緒に確認するとよい．くつ下の跡がついていることも多く，本人の自覚症状を聞きながらさらなる問診・保健指導を続けることもある

▥ 冷え症の有無の確認

目的

● 「冷え症」の妊婦は，分娩時に早産，前期破水，微弱陣痛，遷延分娩，弛緩出血などを生じる
リスクが高い．「冷え症」の有無を観察し，身体を冷やすことにつながる日常生活行動をとっ
ていないか，冷え症改善のためのセルフケアを行えているのかをアセスメントすることで，こ
れらのリスクの軽減を図ることが重要である

環境整備

● 体温計測可能な個室またはカーテン，スクリーンなどで仕切られた，温かい空間で実施する．
レオポルド触診，子宮底・腹囲の計測を実施する場所でよい

必要物品

● （必要であれば）体温計

手順

1 冷えの自覚の有無を問診により確認する

 ご自分が冷え症だなと感じることはあります
か．前回の妊婦健診以降，おなかや手足が冷
えているな，冷たいなと感じることはありま
したか

2 腹部を露出してもらい，観察者自身の手が冷たく
ないことを確認した後，腹壁表面に触れる．表面
温度が低い（冷えている）と感じるようであれば，
腹壁表面の緊張度・硬さにも留意し，切迫早産の
リスクの有無・程度についても評価していく

根拠 測定者の手による冷刺激は，妊婦の不快感や子
宮収縮を誘発する原因となるため

 おなかに触れますね．冷たいと感じるようで
したら遠慮なくお声がけください．前回の妊
婦健診以降，おなかが張るようなことはあり
ましたか？
（腹壁が硬いなと感じた場合/腹部緊満が確
認できた場合）今現在，おなかは張っていな
いでしょうか？/おなかが張っていることは
わかりますか？　痛みはありますか？

3 （必要であれば，もしくは施設の方針・観察手順
に応じて）前額部中央部の体温（中枢温），足底部
中央部の体温（末梢部温）を計測し，温度較差を
確認する

▥ 胎児心拍数の計測

目的

● 超音波ドプラ装置（早ければ妊娠8～9週以降）またはトラウベ桿状聴診器（妊娠17～20週以
降）を用いて胎児心音を聴取し，胎児の心臓の運動状態（胎児心拍数）を確認し，胎児の健康
度を判断する

環境整備

●「レオポルド触診法」,「子宮底長の計測」,「腹囲の計測」の項に準ずる

必要物品

● 通常の妊婦健診では超音波ドプラを使用する（妊娠9〜12週以降）
● 災害時など電源がとれないような状況下では，トラウベ桿状聴診器が役に立つ（妊娠17〜20週以降）
● バスタオルまたはタオルケット

手 順

1 腹部を露出した状態で，下肢にバスタオル（またはタオルケット）をかける
2 レオポルド触診法を行い，胎児心音が良好に聴取できる部位を特定する

［超音波ドプラによる測定］

3 超音波ドプラの電源を入れ，音量を最小に設定しておく
4 プローブの皮膚接触面に超音波用ゼリーまたはオリーブ油を塗布する

 おなかにゼリーを塗りますね. 途中，おなかや腰が痛くなったり気分がわるくなったりするようでしたら早めに教えてください

根拠 腹壁が冷えることで子宮収縮を誘発することがあるため. また，仰臥位の保持により，腰痛や気分不快を生じることがあるため

5 妊婦に膝を伸ばしてもらい，確認した胎児心拍聴取部位にプローブを当てる

 膝を伸ばしてください.（赤ちゃんの）心音を聞かせていただきますね

根拠 腹壁を薄くし，超音波で心音を聴取しやすくするため. また，プローブを当てる直前に声をかけることで，妊婦を驚かせないため

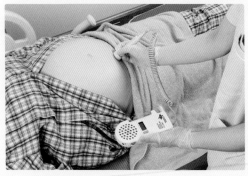

6 超音波ドプラの音量を徐々に上げ，1分間，胎児心拍数を数え，リズムを確認する

 器械の音量を上げていきますね. ゆっくり呼吸を続けていてくださいね

根拠 ドプラを腹壁に当てた瞬間に大音量が出ると妊婦を驚かせ，聴覚に過剰な刺激を与えてしまうため. また，胎児心拍数を計測している間（1分間），姿勢の保持など，妊婦の協力を仰ぐため

7 妊婦の腹部に残ったゼリーまたはオリーブ油を拭き取る

8 妊婦が身支度を整えるのを待って，結果を説明する

［トラウベ桿状聴診器による測定］

3 妊婦に膝を伸ばしてもらう

4 トラウベ桿状聴診器の音響漏斗のある端（円形の平面）を測定者の耳に当て，他端を妊婦の腹壁に対して，直角に当てる

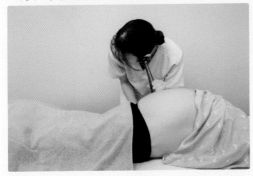

Point

妊婦と向かい合わせの状態が続くと，妊婦を緊張させてしまう．測定中は，妊婦に対して背中を向けるとよい

5 桿状部（細い筒状の部位）から手をはなす

6 心音を明瞭に聴取できていることが確認できたら，1分間，胎児心拍数を数え，リズムを確認する

7 再度，トラウベの桿状部を把持し，測定を終了する

8 妊婦が身支度を整えるのを待って，結果を説明する

 （すべての観察・計測が終わっていることを確認して）これで終了です．ゆっくりと起き上がっていただき，仕度をなさってください

■ ノンストレステスト（NST）

目的

● 子宮収縮による低酸素ストレスのない状態で胎動と胎児心拍数を一定時間監視し，胎児の健常性を評価する．胎動に伴う生理的な一過性頻脈の有無や出現の頻度を確認することで，胎児ジストレスや潜在性胎児ジストレスを発見することができる

環境整備

● ノンストレステスト（non-stress test：NST）実施中，妊婦が落ち着いて過ごせるよう，安楽を保てる環境を整える

根拠 同一体位を保持することで，身体的苦痛が生じるため

Point

NST の実施時間は，通常40分間とされるが，急いでいる場合には，reactive であることを確認できれば20分で終了することも可能である

● 分娩監視装置（心音トランスデューサー，陣痛トランスデューサー，バンド２本，ゼリー）
● 妊婦が安楽な姿勢を保てるためのソファやリクライニングチェア
● タオルケット

手順

1 NST 実施前に，検査の目的・時間・方法について説明する

 この検査で，○○さんご自身のおなかの張りの様子と，おなかの中での赤ちゃんの様子を確認いたします．通常は 40 分ほどかかります．ベルトを２本巻いて器械を固定させていただきます

2 妊婦に，半座位（セミファウラー位）または側臥位の姿勢をとってもらう

 上体を半分起こした姿勢で，40 分程度過ごしていただきますね
途中で姿勢をかえることもできますので，遠慮なくおっしゃってください

根拠 同一体位を保持することで，身体的苦痛が生じるため．また，仰臥位性低血圧症候群を予防するため

3 腹部を露出してもらい，腰下に心音トランスデューサー・陣痛トランスデューサー固定用のバンド（2本）を通す

 お洋服を胸元まで上げてください．おなかにベルトを２本通しますので，おなかを上げてください

Point

トランスデューサーを２つ固定できたら，腹部の冷えを予防するため，可能な限り洋服を元に戻すとよい

4 分娩監視装置の電源を入れる

5 レオポルド触診法により胎児心音最良聴取部位を確認し，ゼリーを塗布した心音トランスデューサーを当てる．胎児心音が明瞭に聞こえることを確認し，装着位置がずれないようベルトで固定する

6 陣痛トランスデューサーの位置を定め，全面が腹壁に接するよう装着し，ベルトで固定する

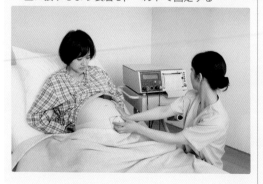

7 子宮収縮がないことを確認できたタイミングで、ゼロセットスイッチをおす（ゼロ設定・基準値設定）

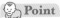 **Point**

子宮収縮の有無は、妊婦の自覚と測定者の触診によって確認する

8 レコーダスイッチ（記録ボタン）をおし、分娩監視装置用記録紙への記録を開始させる

 途中、姿勢をかえたくなった場合には、動いていただいて構いません
10分ごとに伺いますが、途中で赤ちゃんの心音が聞き取れないなどありましたら、ナースコールでお知らせください

根拠 同一体位を保持することで、身体的苦痛が生じるため。また、仰臥位性低血圧症候群を予防するため

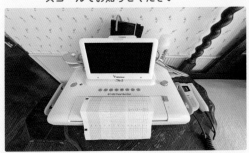

9 10分ごとに妊婦の状態および記録されたデータを観察する

 姿勢、おつらくないですか。姿勢をかえることもできますが、いかがですか

10 胎動により胎児心音が不明瞭になった場合や、妊婦の希望に応じて体位変換を行った場合には、**5**～**7**を繰り返す。また、20分以上non-reactiveが続いた場合は、腹壁を左右に圧するなどして子宮を刺激し、さらに20分間継続する

11 NST装着20〜40分を目安に、reactive（胎児心拍レベル1）であることが確認できたら、電源を切り、心音トランスデューサー・陣痛トランスデューサーを取り外す

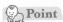 **Point**

取り外したトランスデューサーは、ゼリーを拭き取るなどして、静かに分娩監視装置の設置場所に戻す。コードはからまないように手早くまとめる（妊婦が退席した後でもよい）

12 妊婦の腹部に付着したゼリーをティッシュペーパーまたは温かいウォッシュクロスやタオルで丁寧に拭き取る

 Point

ティッシュペーパーまたは温かいウォッシュクロスやタオルを妊婦に渡し、妊婦自身で拭き取ってもらうことも可能である

 ゼリーを拭き取りますね。拭き残しなど気になるところはありませんか
こちらのティッシュをお使いになりますか

13 妊婦の体調を確認するとともに，ねぎらい，結果を説明する

 ご気分はいかがですか．おなかや腰に痛みなどありませんか．次は医師の診察ですね，待合室でお待ちください

14 使用物品および実施環境を整える

> **Point**
>
> 可能であれば，身支度を整えた後の流れや待機場所について説明を付け加えるとよい．結果を説明する場合には，説明内容について担当スタッフまたは指導者にあらかじめ報告し，確認を得て実施する

■ 超音波検査

目的

- 妊婦健診では，妊娠経過の正常・異常の鑑別を目的に，経腟または経腹的に超音波検査を実施する
- 妊娠初期では，妊娠11週頃までに妊娠を確認し，胎嚢が子宮内にあることを確認する．また，胎児心拍を確認することで胎児の生存を確認し，頭臀長を計測することで妊娠週数を確定する
- 妊娠中期・後期では，児頭大横径（BPD）や大腿骨長（FL）などから推定体重（EFBW）を算出することで，胎児の発育を評価する他，胎盤の位置や羊水量を確認することで，胎内環境についても評価する

環境整備

- 経腟超音波検査は，下着をとり，内診台で下肢を開脚して実施する．また，経腹超音波検査は，診察台またはベッド上で仰臥位になり，腹部を露出して実施する．そのため，いずれにおいても，カーテンや扉を閉めるなどのプライバシーや室温に配慮する

必要物品

- 超音波診断装置
- バスタオル
- 検査用ゼリー
- ウォッシュクロスまたはティッシュペーパー（拭き取り用）
- （経腟超音波検査の場合には，臀部下に敷く）防水シーツ
- （経腹超音波検査の場合には）枕またはクッション

手順

［経腟超音波検査の場合］

 排尿後，実施前に，超音波検査の目的を説明する

> これから経腟超音波検査を行いますので，下着をおとりいただき，（腰にバスタオルを巻いて）内診台におかけください

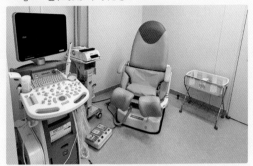

 内診台に腰かけてもらう

> （タオルはおなかの上にかけ）防水シーツの上に直接お尻をつけておかけください

3 腹部をバスタオルで覆う

4 声をかけた後，内診台の足元スイッチをおし，内診台を挙上する

> 内診台を上げますね．両足の力を抜いて，リラックスして背もたれに寄りかかっていてください

 描画画面がみやすいように照明を調節する

6 検査終了後，内診台の足元スイッチをおし，元の位置に戻す

7 内診台が安全に停止したことを確認したら，妊婦に検査終了を告げ，身支度を整えてもらう

> これで検査終了です．お支度ができましたら，〇〇へお越しください

［経腹超音波検査の場合］

 排尿後，実施前に，超音波検査の目的を説明する

> お手洗いは済ませていらっしゃいますか？
> これから経腹超音波検査を行いますので，診察台（ベッド）に横になり，おなかを出してください

2 診察台（またはベッド）に横になってもらう

3 腹部を露出し，下半身にバスタオル（またはタオルケット）をかける

4 腹部にゼリーを塗布する

5 描画画面がみやすいように照明を調節する

 検査終了後，ウォッシュクロスまたはティッシュペーパーで腹部に塗布されたゼリーを拭き取る

7 検査終了を告げ，身支度を整えてもらう

胎児の発育：バイオフィジカルプロファイルスコア（BPS）

目的

- 胎児呼吸様運動・胎動・胎児筋緊張・ノンストレステスト（non-stress test：NST）・羊水量は，胎児の低酸素症に反応して変化する．バイオフィジカルプロファイルスコア（biophysical profile score：BPS）は，これらの5項目をバイオフィジカルパラメータとして，それぞれ正常（score 2点）か異常（score 0点）か判別し，合計得点で胎児の状態（健常性，well-being）を総合的に評価する

- 10点満点で，8点以上で羊水量が正常であれば問題なしと評価する．胎児心拍数陣痛図（cardiotocogram：CTG）において non-reassuring（安心できない状況）であった場合や，判断に迷うような場合に役立つ

BPS による胎児の状態の判定

項目	正常（2点）	異常（0点）
胎児呼吸様運動	30分の観察で，30秒以上持続する胎児呼吸様運動が1回以上	30分の観察で，30秒以上持続する胎児呼吸様運動がない
胎動	30分の観察で，体幹や四肢の運動が3回以上（連続した運動は1回と数える）	30分の観察で，体幹や四肢の運動が2回以内
胎児筋緊張	30分間の観察で，四肢の伸展屈曲，もしくは手の開閉が1回以上	30分間の観察で，四肢の伸展屈曲，もしくは手の開閉がない
NST	20～40分の観察で，15 bpm 以上かつ15秒以上の一過性頻脈が2回以上	20～40分の観察で，15 bpm 以上かつ15秒以上の一過性頻脈が1回，もしくはない
羊水量	羊水ポケットが2 cm を超える	羊水ポケットが2 cm 未満である

［村林奈緒ほか：日産婦会誌 **59**（7）：N195-N201, 2007 を参考に作成］

環境整備

- 「ノンストレステスト（NST）」，「超音波検査」の項に準ずる

必要物品

- 「ノンストレステスト（NST）」，「超音波検査」の項に準ずる

手順

・NST を行った後，経腹超音波検査により判定する

B ケア技術

■ 肩や下肢のマッサージ

目的

- 肩や腰背部の筋緊張を軽減する
- 腓腹筋のけいれん（腓返り：こむらがえり）を予防する
- 下肢浮腫を軽減する

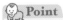 **Point**

目的や必要性を理解すると，妊婦自身が積極的に実施するようになる

環境整備

- 妊婦にとって居心地のよいリラックスできる空間（室温・照明・音楽・アロマオイルなど）
- 腹部が増大してくると，安全に姿勢を保つことや，自身でマッサージすることが難しくなってくる．妊婦がパートナーや家族からもマッサージを受けられるよう，環境を整える

必要物品

- 妊婦が安楽な姿勢をとることをサポートするもの（座布団・マットレス，枕・クッション，アクティブチェアなど）
- 必要に応じて，バスタオル（保温・不必要な露出を避けるため），ホットパックなど（温罨法により，首元・肩甲骨周り・腰背部をじんわり温める）
- 妊婦の希望に応じて，音楽・アロマなど

手順

［肩のマッサージ］

1 座布団あるいはマットレスやアクティブチェアを使用して，安楽に座位をとってもらう

2 首周り・肩周りから背部・腰部へと，妊婦の呼気・吸気に合わせてマッサージする

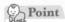 **Point**

温罨法を併用することも効果的である

［下肢のマッサージ］

1 妊婦と相談し，妊婦が希望する安楽な姿勢をとってもらう

Point

椅子に腰かけ背もたれに寄りかかる，床に腰かけ壁に寄りかかる，アクティブチェアに腰かけるなど，妊婦が希望すれば仰臥位で実施することも考慮するが，仰臥位性低血圧症候群に気をつける必要がある

2 下肢を露出し，施術者の手掌でアロマオイルを伸ばす

Point

アロマオイルの使用を好まない場合には，バスタオルをかけ，その上からマッサージを行う

3 膝下，ふくらはぎを中心にアロマオイルを塗布し，マッサージする

第2章 妊娠期

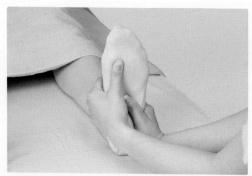
足底部のマッサージ

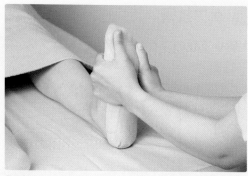
足甲部のマッサージ

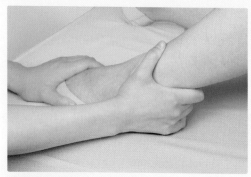
足首周りのマッサージ

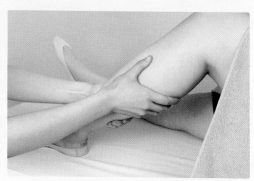
ふくらはぎのマッサージ

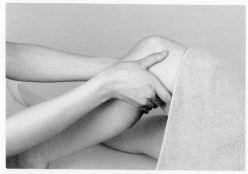
膝窩のマッサージ

▨ 足浴

目的

- 下肢浮腫を予防・軽減する
- 下肢または全身の冷え症を予防・軽減する
- リラクゼーションを促進する

環境整備

- 妊婦が安楽に腰をかけられる広さがあり，足浴中の室温が保たれる空間で実施する

必要物品

- 容器（足浴バケツ）

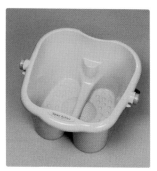
足浴バケツ

> 👶 **Point**
>
> 最近は，温熱装置を備えた足温器もあり，お湯を使わずに下肢を温めることもできる

◉ タオル

　（**根拠**）実施中に腹部〜大腿部を覆うことで，体温低下を予防するため．また，実施終了後の水分の拭き取りに使用するため

手順

1 妊婦に椅子に腰かけてもらう

 これから足浴をしますね．腰をかけていただき，楽な姿勢をおとりください

> 👶 **Point**
>
> 足温器を使用すれば，ベッド上で座位や臥位をとりながら実施することができる

2 お湯を張った足浴バケツを妊婦の足元に設置する

3 足浴バケツに足を入れてもらう

 バケツの中にゆっくりと足を入れてください．湯温はいかがですか．熱くないですか

> 👶 **Point**
>
> 増大した腹部により下肢の挙上が難しいことが多い．足底部やふくらはぎに手を添え，下肢の挙上をサポートするとよい

4 お湯の温度に気をつけ，必要に応じてお湯を足すなどして，妊婦が「温まった」と感じるまで足をつけてもらう

> 👶 **Point**
>
> 湯温が冷めることがある．付き添う，または5〜10分ごとに声をかけるなどして，適温を保てるようにする
> 下肢がほんのりピンク色に色づくのを目安にするとよい

5 妊婦の姿勢に気をつけながら足を引き上げてもらい，バスタオルで水分を拭き取る

> 👶 **Point**
>
> 足を引き上げた反動で背中が反り，椅子から転落しないように注意する
> **3**同様，必要に応じて下肢の挙上をサポートする

■ 内診介助

（**目的**）

◉ 妊娠末期になると，分娩開始時期を予測するため，医師または助産師が内診を行うことがある

◉ 施設により，診察台（ベッド）で実施する場合と，内診台で実施する場合がある

（**環境整備**）

◉ 羞恥心に配慮するため，個室またはカーテンで仕切られた空間で実施する

（**必要物品**）

◉ プラスチック手袋（破水が疑われる場合は，感染予防のため滅菌手袋を使用する）

◉ バスタオル

1 排尿を済ませてもらった後, 下着をとってもらう

2 診察台または内診台のおおよそお尻のあたる位置に防水シーツを敷く

3 ベッド上で仰臥位になり膝を広げて立ててもらう, または内診台に腰かけてもらう

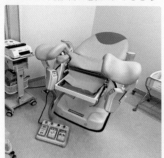

内診台

4 腹部にバスタオルをかけ, ゆっくり呼吸を続けるよう声をかける

 お口でゆっくり呼吸を続けてくださいね（必要に応じて）足の力を抜いてくださいね

5 医師の診察中, 表情や顔色に気をつける

6 診察が終了したら, 陰部または臀部に付着した消毒液を拭き取る

 診察終わりましたので, 消毒液を拭き取りますね

7 身支度を整えてもらう

根拠 呼吸に意識を向けることで, 下半身に力が入らないようにするため. また, 緊張や羞恥心を軽減するため

Point

内診台の場合は, 内診台の位置が元に戻るのを待ってから立ち上がるよう注意を促す

C サポート技術

■ 冷えとりエクササイズ

目的

- 血流をよくする
- 自律神経の働きをよくする
- 気分転換・ストレス発散を促す

環境整備

- 温かく，妊婦が安定した姿勢を保てる場所を選択する

必要物品

- （必要に応じて）椅子，座布団，エクササイズマットなど

手順

・冷えとりエクササイズは，次の8種類の動作で構成される

[1．かかとの上げ下げによるふくらはぎのストレッチ]
・壁に垂直に立ち，壁側の手を壁につけ，足を肩幅くらいに広げて立ち，かかとを上げ下げする（10回）

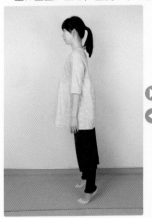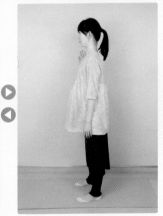

かかとを上げる　　　　　下げる

[2．足首エクササイズ]
・椅子か床に座り，片方の足を引き寄せる
・一方の手で足首，他方の手で足の甲あたりをもち，足首の曲げ伸ばしを行い（5回），その後，足首を回す（右回し5回・左回し5回）
・片方の足が終了したら，もう片方の足も，同様に行う

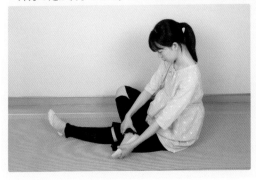

[3. 骨盤エクササイズ]
・足を肩幅程度に広げて立つ。手を腰に当て，骨盤を前後に動かし（5回），その後左右にも動かす（5回）

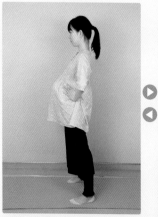 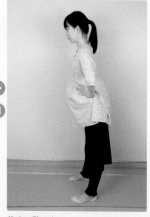

骨盤を前に動かす　　　　　後ろに動かす

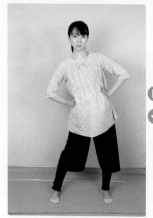 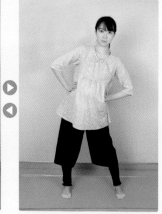

骨盤を左に動かす　　　　　右に動かす

[4. 肩甲骨周りエクササイズ]
・座った姿勢もしくは立った姿勢で，両腕を前・上・横に曲げ伸ばしする。腕を前に伸ばす時は，手のひらを「パー」，引き寄せる時は「グー」，上に伸ばす時は「パー」，引き寄せる時は「グー」，横に伸ばす時は「パー」，引き寄せる時は「グー」とし，いずれも，「グー・パー」を1セットとし5回ずつ行う

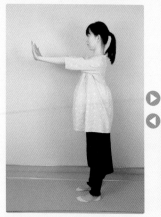 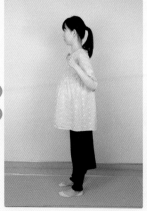

手を「パー」にして腕を前に伸ばす　　手を「グー」にして腕を引き寄せる

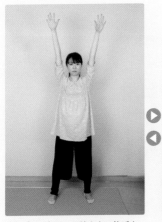
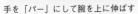
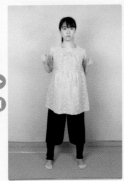

手を「パー」にして腕を上に伸ばす　　手を「グー」にして引き寄せる

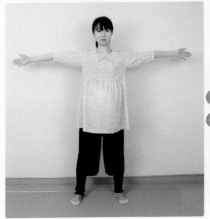
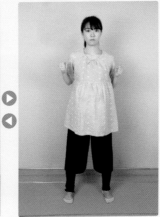

手を「パー」にして横に伸ばす　　　　手を「グー」にして引き寄せる

[5. 手首エクササイズ]
・座った姿勢もしくは立った姿勢で，左右の手の指を交互に組んで握り合わせる．手首からひねるように，右
　回し・左回しを行う（5回ずつ）

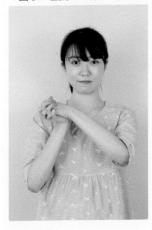

［6. 足指エクササイズ］

・椅子か床に座る．両足同時に，指で「グー」「チョキ」「パー」の形を順につくる（10回）

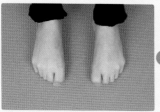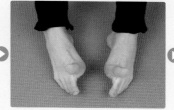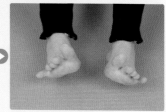

「グー」をつくる　　　　　　　「チョキ」をつくる　　　　　　「パー」をつくる

［7. 首回しエクササイズ］

1 座った姿勢もしくは立った姿勢で，首を左右に傾ける（15秒ずつ）．続いて，前に傾ける（15秒）

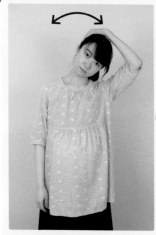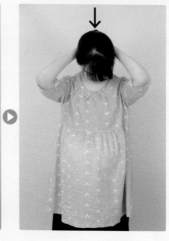

2 前に傾けたまま左右に半周，5往復，回す

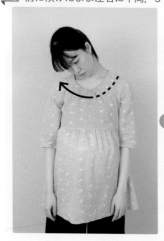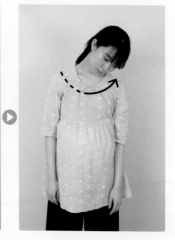

[8. 指先エクササイズ]
・座った姿勢もしくは立った姿勢で行う．一方の手の指の付け根を，他方の指でしっかりと握り，指先にかけて引っ張ってから，パッとはなす（1指あたり3回ずつ）．反対側の手の指も同様に行う

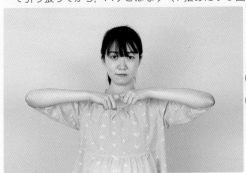
指を引っ張って

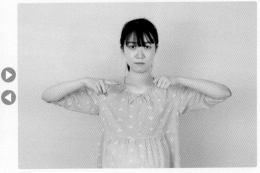
パッとはなす

会陰マッサージ

目的

● 産後3ヵ月時点での会陰部の痛みを軽減させる

環境整備

● 浴室で実施することが勧められる

根拠 入浴後，手指および陰部の清潔が保たれた状態で実施できるため，また，プライバシーの保たれた空間でリラックスした状態で実施できるため

必要物品

● 植物性オイル（スイートアーモンドオイル，オリーブオイルなど）

Point
オイルの使用にあたっては，事前にパッチテストを行っておく

手順

・実施前に爪を短く切っておく．また，立って片足を台にのせたり，壁に寄りかかったりして足を開いた膝立て座りで行うとよい
・妊娠34週から，1回あたり5〜10分，週1回行うことが推奨されている

1 指と会陰部にオイルを塗る
2 腟内に，指を3〜4cm（母指の場合には全部，母指以外の場合には第1関節と第2関節との中間くらいまで），腟口を下方（肛門方向）へ圧する

3 慣れてきたら，4時（左大腿側）～8時（右大腿側）の方向の間を，肛門のほうに圧しながらU字を描くようにマッサージする

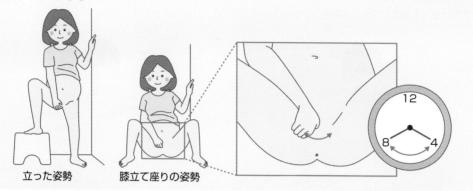

立った姿勢　　膝立て座りの姿勢

■ バースプランニング

● バースプランを立案することをバースプランニングという

目的

● 自らの妊娠・分娩のイメージづくりをする
● 主体的に出産に取り組むことを促進し，出産に対する満足度を高める．さらに主体的に育児に取り組んでいくことを促進する
● 妊婦と医療従事者の相互理解を深め，出産に対する満足度を高める

環境整備

● 一人で行う場合には，自宅などの落ち着いた空間が推奨される
● 面接形式で行う場合には，プライバシーが保たれ，落ち着いて会話することのできる個室で行う

必要物品

● バースプラン用紙（質問紙）が準備されている施設も多い
● 筆記用具
● 陣痛室や分娩室の写真など，施設における出産環境がわかるパンフレットや視聴覚教材

手順

1 バースプランについて説明する	**根拠** 目的や具体的内容を理解することで，妊婦自身が主体的にバースプランニングに取り組むことができるため
2 今後の妊娠経過や分娩経過のイメージづくりを助けるための情報提供を行う	
陣痛が始まったなと思ったら，まず〇〇にご連絡ください	
入院したら，最初に〇〇で内診をしたり，NST を行ったりして，お産の進み具合を確認いたします	

陣痛が強くなってきたら，陣痛室で（このように）過ごしていただけます

 だいたいこのくらいのタイミングになったら分娩台に上がってお産の準備をしていくことが多いです

3 （必要に応じて・施設指定のものがあれば）バースプラン用紙をみせ，説明を行う

> **Point**
> 妊婦健診の時に明確な回答が得られなくてもよい．分娩を迎えるまでのイメージづくりのきっかけになることを大切にする

4 妊婦が記載してきたバースプラン用紙を確認する．その施設においてできること・できないことを整理し，妊婦と医療従事者の共通理解を深める

> **Point**
> バースプラン用紙を活用することで，妊婦がパートナーや家族と出産について話し合い，相互理解を深めるきっかけとなる

5 分娩当日を迎えるまで，気がかりなことが生じた場合にはいつでも相談してよいことを伝える

第2章

妊娠期

第 3 章

分娩期

分娩期とは

● 分娩とは，胎児および胎児付属物（胎盤，卵膜，臍帯，羊水）が母体外に完全に排出されること，およびその経過をいい，看護の対象は，前駆期に始まり，分娩第1期〜分娩第3期を経て分娩後2時間までを含みます．

分娩期の女性の特徴

[身体的特徴]

● 分娩の3要素（産道・娩出力・娩出物）が，1つひとつ，あるいは複合的に変化していくことで分娩が進行します．児頭の下降や子宮口の開大をもたらす陣痛を有効陣痛といい，「ありがたい陣痛」といわれることもありますが，母体の身体的苦痛を増強させるものでもあります．身体的苦痛が増強すると，血圧や体温，脈拍の上昇がみられます．また，発汗や顔面の紅潮，眉間にしわが寄るなどの苦痛様表情がみられるようになることや，食欲が減退し，水分摂取さえも難しくなることがあり，脱水や尿量の減少がみられることもあります．

[心理的特徴]

● 分娩期の女性は，分娩の進み方に応じて多様な心理的変化を経験します．多くの女性が，これから何が起こるのだろうといった不安や，次第に増強していく産痛に恐怖心を抱きます．また，身の回りの物的環境や人的環境に対して非常に敏感になり，これらの影響を受けやすくもなります．居心地のよい環境が確保されれば，前向きな気持ちを保ち，出産に対して主体的・意欲的に向き合うことができますが，居心地のわるい環境は，順調な分娩進行を停滞させる要因になり得ます．

[社会的特徴]

● 女性は分娩の際，夫だけではなく，戸籍上の配偶者ではないパートナーや，自身の実母や実姉妹，児の兄・姉にあたる上子が，陣痛室で一緒に過ごすこと，分娩の瞬間に立ち会うことを希望する場合があります．また，社会資源を活用し，母親学級や両親学級に参加するなどして，正常な分娩経過を正しく理解できていると，分娩進行に伴って自覚する様々な身体的変化に対する不安が軽減され，順調な分娩進行を助けます．

　分娩期では，分娩の進行により様々な身体的・心理的変化が生じますが，分娩が正常かつ順調に進行するためには，産婦が身体的・心理的・社会的いずれにおいても正常を保ち続けることが重要です．心理的・社会的リスクは，順調な分娩進行を妨げる要因となる可能性もあり，容易に母体・胎児の健康状態を脅かすことがあります．

分娩期のケアの特徴

● 分娩は，身体的には分娩の3要素がバランスよく複合的に変化していくことで順調に進行して

いきます．そして，この身体的変化は，産婦の心理的・社会的状況に大きく影響されます．看護者は，産婦が身体的・心理的・社会的すべての側面において，健常性（well-being）を保てていることを保証しなければなりません．そして，身体的苦痛が増強していく分娩経過においても，これらの健常性が保てるように支援を続けていくことが求められます．

●出産の多様性が広がる中，分娩様式を問わず，妊産婦一人ひとりが「その人にとって」の「より主体的で満足な出産」に近づけられるよう支援することが，分娩期におけるケア理念として浸透しています．この理念を「女性を中心としたケア（women-centered care：WCC）」といい，産婦を取り巻く医療者たちには，「出産の主体は産婦」であることを前提に「産婦の意思・主体性を尊重する」ことが望まれます．

第**3**章

分娩期

2 分娩期の看護技術

2-1　正常分娩

■ 受け持ち産婦（分娩開始前もしくは前駆期であれば妊婦）が決まった初日の挨拶，実習終了時の挨拶，スタッフへの報告の仕方

[分娩開始前の妊婦，もしくは分娩第1期潜伏期（間欠時であれば会話が可能な）の産婦への挨拶]

● 自分の所属，学年，氏名を伝える

● 担当スタッフとケアを見学・参加することを伝える

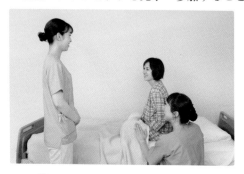

> ××学校×年生の〇〇（自分の氏名）と申します．本日，Aさんのお産のお手伝いをさせていただきます．お手伝いが必要な時は遠慮なくおっしゃってください．どうぞよろしくお願いいたします

 Point

> あらかじめ陣痛周期を確認しておく．訪室後，産婦の表情や様子から，間欠時など余裕のありそうなタイミングを見計らって声をかける．妊婦または産婦との関係性の構築につながるよう丁寧に挨拶する．夫・パートナーや家族が立ち会っていれば，同様に丁寧に挨拶する

[分娩第1期加速期以降（間欠時が短くなり会話する余裕がなくなっている）の産婦への挨拶]

● 自分の所属，学年，氏名を伝える

● 何日間（または，いつまで）受け持つか伝える

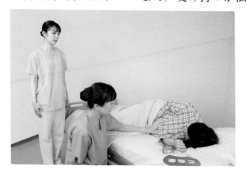

> ××学校×年生の〇〇と申します．本日はよろしくお願いいたします
>
> （産婦に余裕がなさそうであればここまでで十分である）

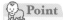 **Point**

> 状況によっては，そのままバイタルサインを測定したり，産痛緩和ケアを開始したりすることもあるため，そのための物品の準備や心づもりをしておく

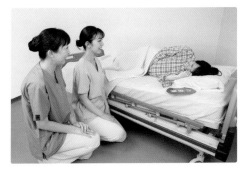

（余裕があれば）一生懸命Bさんのお産をお手伝いさせていただきます
（さらに，目を合わせてくれるようであれば，大きく会釈をするなどのボディランゲージを交えるとよい）

🐻Point

挨拶の途中で陣痛発作が始まったり，痛がったりする様子がみられたら，挨拶を中断し，次の間欠時まで待機する．必要に応じて担当スタッフ（または教員）のサポートを得て産婦に話しかけてよいタイミングを見計らう

[スタッフへの報告の仕方：朝の自己紹介]

● 自分の所属，学年，氏名を伝える
● 受け持ち産婦を特定する情報（部屋番号，名前，初産婦か経産婦か，妊娠週数など）を伝える

根拠 複数の学生がいる中，自分が何者であり，何を目的としてそこにいるのかを明確に自己申告することで実習がスムーズに行えるため．また，指導者は複数の妊産褥婦を並行して受け持っていることがある．対象の個別性を代表する情報（妊娠週数・初産婦か経産婦かなど）を添えると，指導者との挨拶や行動調整がスムーズに行える．なお多くの場合，朝の申し送りのタイミングで，学生が受け持つ産婦が決まっている

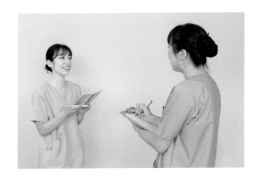

本日，妊娠×週の経産婦Cさんの分娩見学に入らせていただく学生の〇〇です

[スタッフへの報告の仕方：急を要する場合，タイムリーに相談・報告したいことがある場合]

● 自分の所属，学年，氏名を伝える
● 受け持ち産婦を特定する情報（部屋番号，名前，初産婦か経産婦か，妊娠週数など）を伝える
● 急を要すること，タイムリーに相談・報告したいことがあることを伝える

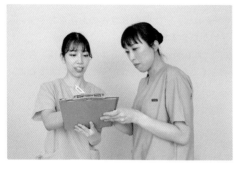

失礼いたします．今お時間よろしいでしょうか．今のうちにご相談（報告）しておきたいことがあります．観察の際に正常から逸脱した所見がありました

失礼いたします．○番分娩室の経産婦Dさんですが，△時にパッドに水が流れる感じがしたとおっしゃっていました

根拠 多忙なスタッフに対して，「今」あるいは「今のうちに」とつけることで，急を要する相談・報告内容であることが伝わるようするため

Point

自分にとって急ぐことであっても，スタッフにとっては急ぐことではないこともある．相手の都合を伺う姿勢を示すことも大切である．また，業務やケアに忙しく，タイミングによっては，学生の声かけに落ち着いて応じることが困難な場合もある．教員に相談するなどして，タイミングを改めることが必要な場合があることも想定しておくことよい．言葉でうまく伝えられない場合は，自分のメモや記録をみせるとやりとりがスムーズになることが多い

[スタッフへの報告の仕方：急を要さない場合，後で相談・報告したいことがある場合]

● 自分の所属，学年，氏名を伝える
● 受け持ち妊婦を特定する情報（部屋番号，名前，初産婦か経産婦か，妊娠週数など）を伝える
● 急ぎではない報告・相談があることを伝える

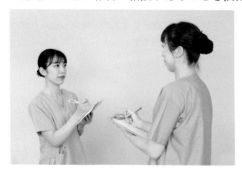

失礼いたします．××についてご相談（報告）したいことがあるのですが，いつ頃お時間いただけるでしょうか？

根拠 多忙なスタッフに対して，時間をとってもらえるか事前に確認する．何に関することかを簡潔に伝えることで，スタッフ自身が，自分にとっての優先順位を検討し，時間を調整することができるため

Point

余裕があれば「急ぎのことではありません」と付け加えてもよい

[分娩開始前もしくは分娩第1期で実習終了とする場合の妊産婦への挨拶]

● 実習に協力してもらったお礼を伝える

根拠 分娩という唯一無二の機会に実習を受け入れてくれたことに対して，また，産痛が増強してくるなど，身体的苦痛が増していく過程に実習を受け入れてくれたことに対して，感謝の気持ちを伝えるため

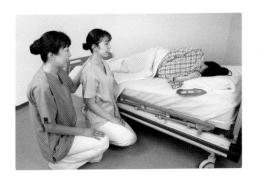

本日はお産の経過にご一緒させていただきありがとうございました

[分娩第2期（児誕生）まで受け持ち実習終了とする場合の産婦または褥婦への挨拶]
- 児誕生を祝い，ねぎらいの気持ちを伝える
- 貴重な出産体験に立ち会わせてもらった（実習に協力してもらった）ことへの感謝の気持ちを伝える

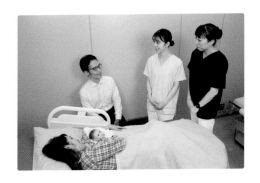

ご出産おめでとうございます
貴重なご出産の機会に実習を受け入れていただき，ありがとうございました．本日はこれで失礼いたします
今夜はゆっくりおやすみくださいね

A 観察技術

▓ 陣痛の観察

目的

● 陣痛周期と陣痛発作持続時間を観察（計測）する．陣痛の強さを正しく評価したり，分娩の進行状況をアセスメントしたりすることによって，今後の分娩進行の予測につなげていく

環境整備

● 産婦にとって身体的苦痛の軽減につながるような，居心地のよい環境を整える

必要物品

● ストップウォッチ，または経時機能付き（秒針付き）時計
● （必要に応じて）分娩監視装置（「第2章．妊娠期－A．観察技術－ノンストレステスト（NST）」の項，参照）

手順

・陣痛の強さを観察する方法には，内測法と外測法があるが，内測法は侵襲的であることから，臨床では外測法が一般的である．外測法には，観察者が直接産婦の腹壁に手を触れる方法と，分娩監視装置による方法の2通りがある

[観察者が直接産婦の腹壁に手を触れる方法]

1 妊婦の正面もしくは斜め向かいに位置する

 失礼いたします

Point

分娩進行中は，産婦自身がより安楽と感じられる姿勢を選択できることが望まれる．座位や側臥位をとることが多いが，いずれの場合においても妊婦を見下ろさないよう，椅子に腰かけたり，妊婦の視線の先にしゃがんだりするとよい．その際には，ある一定時間，持続的に産婦の腹部に触れるため，産婦に圧迫感を与えないよう，また，自身が安定した姿勢を保てるよう，立ち位置や座る場所を工夫する

2 陣痛を観察することを伝える

 これから，直接おなかを触らせていただき，陣痛の間隔や強さを観察していきますね

根拠 産婦の近距離に位置し，目的を明確に伝えることで，産婦に安心感を与えるため

Point

挨拶・説明を行いながら，着衣の上から腹部に優しく手を触れるなどして，産婦の安心感が増すような工夫をするとよい
着衣の上から触れることで，腹壁に冷刺激を与えることを防ぐことができるが，着衣の上から腹壁の硬さ（緊満の程度）がわかりにくければこの限りではない

3 掛け物・衣類をとり，腹部全体の輪郭を確認する

4 最初に子宮底部のあたりを目安に，観察者自身の手指全体の力を抜き，指の腹もしくは手掌全体で腹壁の弾力を触知する

> おなかを触りますね．痛みがあったら教えてください

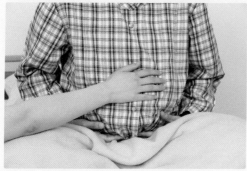

座位（あぐらの姿勢）の産婦につき，子宮底部を目安に右手で腹壁に触れる

 陣痛が分娩進行に有効である場合，子宮筋の収縮は，子宮の上部（子宮底）から開始するため

Point

最初に腹壁に触れる際には，子宮底部または上腹部〜臍周囲を目安に，腹壁の弾力を触知できる強さを意識して，指の腹もしくは手掌全体で触れるとよい．また，同時に児心音を聴取しない場合には，分娩監視装置による観察と比べて，腹部の露出は少なくてよい

5 続いて，球形の形状がわかりやすい部分，丸みを帯びている部分をとらえ，同様に，手指全体を優しくのせる

> 今，おなかは張っていますか（陣痛がきていますか）？

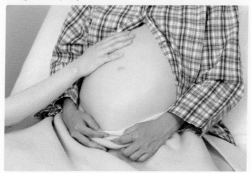

 平ら部分は児背があり，腹壁が収縮している時・弛緩している時の違いがわかりにくいため

Point

利き腕で触れると，腹壁の緊満をとらえやすい．また，陣痛発作時に腹部を触られることを好まない産婦や，常に身体に触れられたくないという産婦もいる．陣痛の観察（触診）を行うことが産婦の心理的負担にならないよう，「触れていても大丈夫ですか？」など産婦が不快感を気軽に口にできるよう配慮することも重要である．一方で，産婦に遠慮して優しく触れ過ぎても，腹壁の収縮（陣痛発作）はとらえにくい．適度な力加減が必要である

6 産婦の表情・全身への力の入り具合を目安に陣痛周期（発作時・間欠時の区別）をとらえ，手指の感覚とすり合わせる

> （表情に余裕がある，またはリラックスできている様子があれば）今は張っていないですね？
> （腹壁の緊張または硬さが増してきたのをとらえられたら）張ってきましたね？

Point

陣痛により疼痛が増強すると，眉間にしわが寄ったり，肩で息をしたりする様子がみられる．産婦の表情や呼吸の様子，全身への力の入り具合をみながら，陣痛周期を判断することができるが，慣れないうちは，「張ってきましたね」「今張っていますね（張っていないですね）」「張りはおさまりましたか」など，産婦に尋ねながら，自身の手の感覚を確認するとよい．ただし，何度も繰り返し尋ね続けるのは産婦の負担になるので注意する

第**3**章

分娩期

7 **4**, **5**, **6**を数回繰り返し，自身の手掌の感覚と産婦の様子や訴えが一致した部位に位置を固定し，ストップウォッチあるいは時計を使用して，陣痛周期・発作持続時間を計測する

❶座位（あぐらの姿勢）の産婦につき，子宮底部を目安に右手で腹壁に触れる

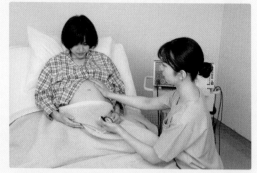

❷左側臥位の産婦につき，子宮底部を目安に右手で腹壁に触れる

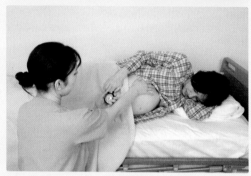

［分娩監視装置による方法］

 陣痛の状態（および胎児の健康状態）を観察することを伝える

これから，分娩監視装置を使って，陣痛の間隔や強さを観察していきますね

 掛け物・衣類をとり，腹部全体の輪郭（陣痛計装着位置）を確認する．また，レオポルド触診法により児心音最良聴取部位を確認する

おなかを触りますね．痛みがあったら教えてください

根拠 分娩進行中，産婦は陣痛による痛みで同一姿勢をとることが難しい．産婦が安楽と感じられる姿勢で分娩監視装置を装着できるとよいが，必要に応じて，正確な観察結果を得られるよう，協力を得るため

Point

陣痛周期を把握し，間欠時を見計らって，産婦の視界に入る位置で説明する．産婦がうなづくなど，理解・納得したことを確認して，準備を始める

根拠 陣痛トランスデューサーと心音トランスデューサーの装着位置を決めるため

Point

陣痛は腹壁上部（子宮底）で的確に計測できることが多い．また，児心音最良聴取部位は，分娩進行に伴って経時的に変化していく．特に産婦が臥位の場合には，陣痛発作が始まり産痛が増強してくる前に掛け物・衣服をとり，ベルト2本を産婦の下に敷けるとよい

3 児心音トランスデューサーにゼリーを塗布し，胎児心音が明瞭に聞こえることを確認できたら，装着位置がずれないようベルトで固定する

> 👶 **Point**
>
> 胎位・胎向または産婦の姿勢や体動によっては，必ずしも最良聴取部位に児心音トランスデューサーをベルトで固定できないこともある．その場合は，観察者がそばに付き添い，児心音トランスデューサーの固定具合（傾き・腹壁を圧する強さなど）を調整し続ける必要がある

4 球形の形状がわかりやすい部分，丸みを帯びている部分をとらえ，陣痛トランスデューサーの全面が腹壁に接するように，ベルトで位置を固定する．子宮収縮がないことを確認できたタイミングで，ゼロセットスイッチをおす（ゼロ設定・基準値設定）

> 👶 **Point**
>
> 腹壁の状態で陣痛の有無を判断することが難しい時は，産婦の表情や呼吸の様子をみたり，「今，陣痛おさまっていますよね」など，産婦に直接尋ねたりする

❶座位を希望する産婦に分娩監視装置を装着する．陣痛計を子宮底部に固定したら，観察者は必ず，自身でも腹壁（陣痛計装着部位付近）を触診し，陣痛の強さ（腹壁の収縮）を正確に計測できているかを確認する

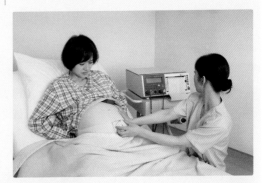

❷仰臥位を希望する産婦，疲労により座位をとることが難しい産婦に分娩監視装置を装着する．陣痛計を子宮底部に固定したら，観察者は必ず，自身でも腹壁（陣痛計装着部位付近）を触診し，陣痛の強さ（腹壁の収縮）を正確に計測できているかを確認する

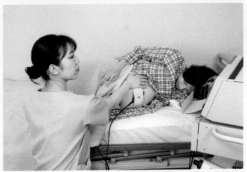

5 レコーダスイッチ（記録ボタン）をおし，分娩監視装置用記録紙への記録を開始させる

> 👶 **Point**
>
> この時，必ず装置から送り出された胎児心拍数陣痛図の連続した波形を確認すること

😊 **途中，姿勢をかえたい場合には，動いていただいて構いません**

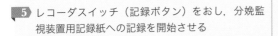
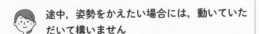

根拠 同一体位を保持することで，身体的苦痛が生じるため．また，仰臥位性低血圧症候群を予防するため

6 産婦が姿勢をかえたり，胎動により胎児心音が不明瞭になったりする場合には，**2**〜**4**を繰り返す．また，20分以上 non-reactive が続いた場合は，子宮を刺激し，さらに20分間継続する

7 NST装着20〜40分を目安に，reactive（胎児心拍レベル1）であることが確認できたら，もしくは児の分娩に至ったら，電源を切り，心音トランスデューサー・陣痛トランスデューサーを取り外す

根拠 分娩期は，児が分娩に至るまで，継続して分娩監視装置により胎児の健康状態を評価し続ける必要があるため

> **モニタを外しますね．モニタは終了します（また〇時間後を目安にモニタをつけますね）**

8 取り外したトランスデューサーは，ゼリーを拭き取るなどして静かに分娩監視装置の設置場所に戻す．コードはからまらないように手早くまとめる．また，産婦の腹部に付着したゼリーをティッシュペーパーまたは温かいウォッシュクロスやタオルで拭き取る

■ 子宮口開大度の測定

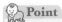

- 分娩は，分娩の3要素（産道・娩出力・娩出物）の調和により進行する．すなわち，子宮口開大度の経時的な変化をとらえることで，分娩進行のスピードを判断し，さらにその後の分娩経過を予測することができる
- 分娩開始からの経過時間（もしくは所要時間）と子宮口開大度，陣痛周期や陣痛発作持続時間と子宮口開大度を照らし合わせることで，分娩経過の正常・異常をアセスメントすることができる．また，産婦自身が，自身に起こっている身体的変化や分娩進行を理解することを助ける

- 外陰部を露出することになるため，羞恥心やプライバシーに配慮する

> 🐾 **Point**
> 診察室（内診台）に案内するか，もしくは陣痛室（またはLDR）の扉を閉める，カーテンを閉める，腹部〜大腿部をバスタオルで覆うなどする．また，外陰部の露出時間が最小限になるようにし，保温に努める

必要物品

- 内診用手袋

> 🐾 **Point**
> 破水後であれば，滅菌手袋を使用する

- 防水シーツもしくは大きめのパッド

フリードマン曲線による分娩経過と正常・異常（分娩遷延）の判断

	分娩第 1 期（開口期）				分娩第 2 期（娩出期）
	潜伏期	活動期			
		加速期	最大傾斜期	減速期	
子宮口	2〜3 cm*	3〜4 cm	急速に 9 cm まで開大	9〜10 cm	10 cm
所要時間	初産婦 平均 8.5 時間	初産婦 2 時間以内	約 2 時間	2 時間	1.5〜2 時間
	経産婦 平均 5 時間	経産婦 1 時間以内	約 1 時間	数分	30 分〜1 時間
正常・異常の判断	所要時間が初産 > 20 時間，経産 > 14 時間であれば，潜伏期遷延とする	・所要時間が，初産 > 12 時間，経産 > 6 時間であれば，活動期開大遷延とする ・子宮口の開大が，初産 < 1.2 cm/時，経産 < 1.5 cm/時であれば，活動期開大遷延とする ・児頭の下降が，初産 < 1 cm/時，経産 < 2 cm/時であれば，児頭の下降遷延とする		・所要時間が，初産 > 3 時間，経産 > 1 時間であれば，減速期遷延とする ・もしくは，子宮口の開大が初産≧ 2 cm/時，経産≧ 2 cm/時であれば，続発性開大停止とする ・初産・経産ともに児頭が下降しなければ，下降不全とする	・所要時間が，初産≧ 1 時間，経産≧ 1 時間であれば，下降停止とする ・初産・経産ともに児頭が下降しなければ，下降不全とする

＊：「産婦人科診療ガイドライン産科編 2023」によれば，「わが国では，子宮口開大 5 cm 未満を潜伏期，5 cm 以上を活動期と考える」と基準の見直しが検討されている

［我部山キヨ子ほか：フリードマン頸管開大曲線．助産学講座 7．助産診断・技術学Ⅱ―［2］分娩期・産褥期，第 6 版，我部山キヨ子ほか（編），医学書院，p68，2021 を参考に作成］

手順

・内診は医師または助産師が行うが，その介助または見学につくことはまれではない．介助・見学がスムーズにできるよう，手順を理解しておくとよい*1

1 内診を行うこと，内診の目的を説明する

 これから，子宮口の状態をみるために（子宮口がどれぐらい開いているのか）内診させていただきますね

2 下着をとって，内診台に乗ってもらう，もしくはベッド上に仰臥位になってもらい，膝を立て，開脚してもらう

根拠 羞恥心を伴う観察であり，苦痛を感じる産婦もいる．必要性を理解し，観察への協力を得ることが重要であるため

ひとくちメモ

＊1： 内診の補助 **5**，**6** は，内診を行う医師や助産師が実施する．内診の補助を行う場合には，**1**〜**3**，**7** を中心に実施する．

（内診台の場合）おなかが張っていないタイミングで大丈夫ですので，下着をとって内診台におかけください

根拠 全身に力が入っていると，正確に内診できないため

 （ベッドの場合）ベッドに仰向けになったら，下着をとりますね．こちらでお手伝いいたします．膝を立てて力を抜いてください．ゆっくり深呼吸を続けてくださいね

3 臀部下に防水シーツもしくは大きめのパッドを敷く（内診台で実施する場合には，あらかじめ敷かれている）

根拠 分娩進行に伴い腟分泌物が増加するため．また，突然の破水によって羊水が流出することもあり，これらによって内診台やベッドが汚染される可能性があるため

 お尻の下にシーツ（大きいパッド）を敷きますね

4 可能な限り間欠時を見計らい，ゆっくり深呼吸を続けるよう声をかける

根拠 分娩が進行し陣痛による身体的苦痛が増強すると，内診を行うための協力を得ることが難しくなるため

 これから内診をします．ゆっくり深呼吸を続けてください

5 内診用手袋を装着し，息を吐いているタイミングで示指・中指を腟内に挿入する

根拠 息を吐くことで腹壁が弛緩し，より脱力した状態であり，内診の苦痛がより軽減されるため

 内診します

❶産婦に声かけし，内診用手袋をしながら外陰部を確認し，血性分泌物の付着程度や子宮口のおおよその位置を確認する

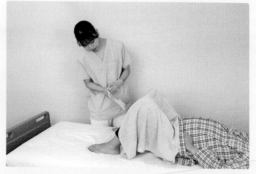

❷陣痛発作時に，産婦が膝を閉じてしまうことがある．視野を確保し，内診用手袋の清潔を保持するため，内診していないほうの手でいずれかの膝を固定しておくとよい

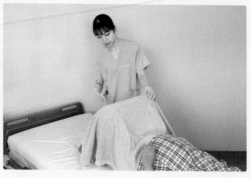

6 指先の感覚で子宮口を探し，示指，もしくは示指と中指で開大度を把握する．間欠時から発作時まで連続して指を挿入し，所見の変化も確認できるとよい

 （子宮口が触れられず，指をさらに奥に挿入させる際には）もう少し奥まで失礼しますね．陣痛がきた時の所見もみせてください．指はこのままにさせていただきますね

7 内診終了後，腟口周囲に付着した出血や消毒液を拭き取り，内診台を戻しながら，身支度を促す．ベッドで内診した場合は，防水シーツを片づけ，下着の着用を手伝う．産痛や疲労により，産婦自身で身支度を整えることが難しい場合が多い．産婦の様子をみながら，必要なサポートを行う

 Point

間欠時に「ゆっくり息を吐いてください」など，リラックスを促す声かけを行いながら，内診する示指・中指を挿入する．間欠時から発作時まで連続して指を挿入し，所見の変化も確認できるとよい

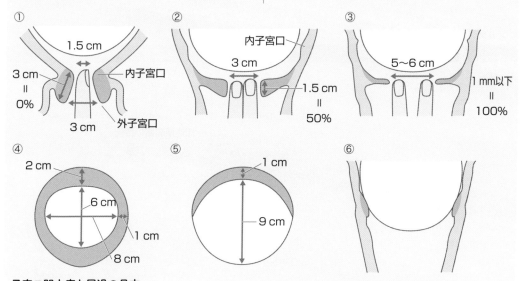

子宮口開大度と展退の見方

[佐々木くみ子（編）：助産師基礎教育テキスト2024年版―第5巻―分娩期の診断とケア，日本看護協会出版会，p76，2024より引用]

■ 胎児下降度の測定

目的

● 胎児下降度（児頭先進部の高さ）の他，子宮頸管展退度，子宮頸管硬度，子宮口位置を同時に観察し（ビショップスコア），分娩の進行状況や進行速度をアセスメントする

● 胎児下降度は一般的に，ドゥリー（De Lee）のステーション（station）により，骨盤腔内での児頭先進部の位置を表記する．児頭先進部が坐骨棘間径線の高さにある時を station ±0（cm）とし，これより下降している時は＋（プラス），高い位置で浮動する場合には－（マイナス）と表現する

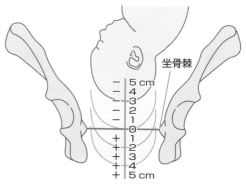

De Lee の station 方式

ビショップスコア

	0点	1点	2点	3点
子宮口開大度 （cm）	0	1〜2	3〜4 ●加速期開始の目安	5〜6
子宮頸管展退度 （%）	0〜30	40〜50	60〜70	80〜
児頭下降度 （station）	−5 Sp +5 −3	±0 −2	±0 −1〜0	±0 ＋1
子宮頸部の硬度	硬（鼻翼状）	中（口唇状）	軟（マシュマロ状）	
子宮口の位置	前 後 後方 ●子宮口が母体の背中側を向いている	中央	前方 ●子宮口が母体の腹側を向いている	

ビショップスコアは，子宮頸管の成熟度（分娩開始に対する軟産道の準備状態）を評価するものである．内診によって得られる5つの所見を0〜3点または2点で採点し，合計点を算出する．初産婦では9点，経産婦では7点以上で子宮頸管が成熟していると判断する

環境整備

●「子宮口開大度の測定」の項に準ずる

> **根拠** 胎児下降度は，子宮口開大度と同時に，内診時に観察するため

必要物品

●「子宮口開大度の測定」の項に準ずる

> **根拠** 胎児下降度は，子宮口開大度と同時に，内診時に観察するため

手順	
・「子宮口開大度の測定」の項に準ずる	**根拠** 胎児下降度は，子宮口開大度と同時に，内診時に観察するため

■ 分泌物，羊水の性状，破水の有無の観察

目的

●分娩進行中に外診所見として観察される胎児付属物の性状を観察することで，分娩の進行状況を評価し，胎児の健康状態・胎内環境を推測する

> **根拠** 子宮口の開大が進むと，腟分泌物が増加するため．卵膜と子宮壁にずれが生じると，血性分泌物がみられることがあるため．胎児の健康状態が脅かされると，羊水が黄色〜緑色に混濁するため

環境整備

●「子宮口開大度の測定」，「胎児下降度の測定」の項に準ずる

> **根拠** 分泌物，羊水の性状，破水の有無は，子宮口開大度・胎児下降度と同時に，内診時に観察するため[*2]

必要物品

●「子宮口開大度の測定」，「胎児下降度の測定」の項に準ずる

手順	
［分泌物の観察］ **1** 分娩進行中，産婦がトイレに行くタイミングで，パッド（ナプキン）を提出してもらい，付着物を観察する 帯下の状態を確認させていただきたいので，今お使いのパッドは，捨てずにトイレ内に置いておいていただけますか．トイレを出る時にナースコールをおしてください（トイレから出たらお声がけください）	 **Point** 分娩第1期加速期になりトイレ歩行が難しい状況になった場合には，ベッド上で下着を外し，パッドを観察することがある

ひとくちメモ

* 2： **内診しない場合の観察** パッド上に付着している分泌物・流出物を観察することで，分娩の進行状況の評価や胎児の健康状態・胎内環境の推測につなげられる．

2 内診を行う際に，パッド（ナプキン）の付着物を観察するか，腟内に挿入した指（滅菌手袋）の付着物を観察する（「子宮口開大度の測定」，「胎児下降度の測定」の項に準ずる）

 Point

内診台で内診を行う場合と，ベッド上で内診を行う場合がある．どちらの場合も，パッド上の付着物を観察する場合と内診して腟内に挿入した指への付着物を観察する場合がある

［羊水の性状・破水の有無の観察］
・産婦が，「何か漏れた感じがする」「破水したかもしれない」と訴えた際には，破水を疑う[*3]
1 分娩進行中，産婦がトイレに行くタイミングでパッド（ナプキン）を提出してもらい，付着物を観察する

> 羊水の状態を確認させていただきたいので，今お使いのパッドは，捨てずにトイレに置いておいていただけますか

 Point

「たくさん流れてきます」「バシャバシャ流れてくる感じがあります」「おもらししたみたいです」など，明らかに破水したと思われる訴えがある場合には，臍帯脱出や墜落産を防ぐため，ベッド上で臥位のままパッドを観察する

食事・排泄・休養・疲労・冷えの有無の観察

● 食事のニードが満たされ，適切に栄養が確保されていること，間欠期のタイミングで上手に休養がとれていることは，娩出力の保持に有効である．対して，カロリー摂取不足や脱水，疲労，身体（特に腹部や下肢）の冷えは，娩出力の増強を妨げ，微弱陣痛の原因になるとされる

目的

● 分娩進行に合わせた産婦自身の対処行動や精神状態を評価する

> **根拠** 分娩進行中の対処行動や精神状態は，分娩進行に影響を及ぼすため

● 尿量減少または濃縮尿の有無，尿や便の貯留の有無を評価する

> **根拠** 産痛の増強により発汗が亢進し脱水傾向となると尿量の減少や濃縮尿がみられるため．また，児頭が骨盤に下降してくると尿道が圧迫され，尿の排泄が妨げられるようになるが，尿や便の貯留は胎児の下降を妨げる要因にもなるため

● 冷えによる分娩進行への影響の有無を評価する

> **根拠** 冷えは分娩進行中の血液循環を悪化させ，全身のリラックスを妨げ，微弱陣痛および遷延分娩を招く要因となるため

 Point

冷えにより全身のリラックスが妨げられると産道の形成が阻害され，胎児の下降を妨げる．これらは胎児の健康状態を脅かす要因にもなりうるため，分娩開始後は，腹部や下肢を積極的に触診し，早い時期から頻回に冷えの有無を観察していくことが重要である

 ひとくちメモ

＊3：**破水を疑う場合の観察・評価** 感染を防ぐため内診は行わず，BTB試験紙やニトラジンイエロー（エムニオテスト®，エムニケーター®）を用いて，パッド（ナプキン）の付着物（流出液）のpHを観察する．羊水と思われる付着物で青変すれば，羊水（アルカリ性）であり，破水と診断し，色や性状・悪臭の有無を確認する．流出液が少なく，pHキットで青変をはっきり確認できない場合には，滅菌した腟鏡をかけ，滅菌のままのpHキットを腟内の流出液に浸して確認するか，インスリン様成長因子結合蛋白1キット（チェックPROM®）を用いて，流出液中に，羊水中に存在するヒトインスリン様成長因子結合蛋白1型（IGFBP-1）が検出されるかどうかを確認して，破水の確定診断を行う．

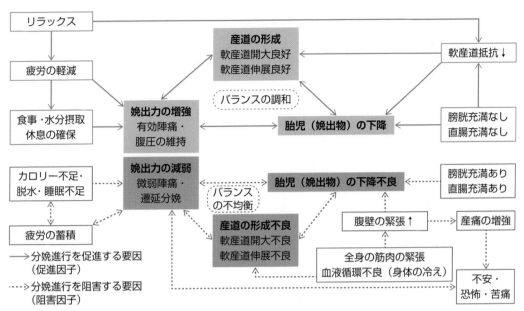

分娩進行（分娩の3要素のバランスの調和）に関連する要因

[佐々木くみ子（編）：助産師基礎教育テキスト2024年版―第5巻―分娩期の診断とケア，日本看護協会出版会，p59, 2024
を参考に作成]

第**3**章

分娩期

環境整備

● 産婦にとっての居心地のよい空間をつくる

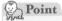Point

産婦の意向（気持ち）を確認しながら，室温・照明を調整する，産婦の好みに合わせてアロマをたく，
音楽をかける，パートナーや家族の立ち会いを実現するなどが効果的である

必要物品

● 食事・水分摂取を容易にするもの
● 安楽を保つことを助け，産婦のリラックスを促すもの
● 産痛をやわらげ，疲労を軽減したり，疲労の増強を防いだりするもの

Point

施設やその時の状況により，使用可能なもの，産婦に勧めるとよいものが異なる．担当の指導者に相談
しながら，使用するものや提供するケアを考えていく

[食事・水分摂取を容易にする]
・スプーン・ストローがあると便利である
・食事はおにぎりにして提供する
・高カロリーのゼリー飲料を用意する

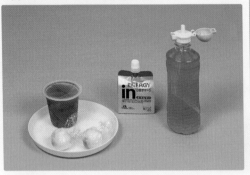

[安楽を保つ]
・ホットパックを腰や下腹部，大腿部・下腿部に当てることが多い

・冷おしぼりを顔や首元に当てる

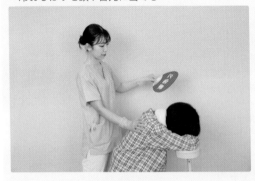

[産婦のリラックスを促す]
・本人の好みに合わせた音楽をかける

・抱き枕やクッション，バランスボール，アクティブチェア，うちわ，おしぼりを使う

根拠 産婦の気分転換や娩出力の維持につながり，分娩進行を助けるため

Point

低温やけどへの注意が必要であり，ホットパックを直接肌に当てることはしない

根拠 爽快感や心地よさを得ることもできるため，産婦が分娩に前向きな気持ちをもつことを助けるため

Point

必要に応じて，CD や CD プレーヤーなどを用意する．産婦自らがモバイル端末に音楽を用意してくることも多い

❶産婦が前傾姿勢をとりたい時にベッドに寄りかかることもある．姿勢を安定させやすいよう，床にマットを敷く．看護者は，産痛が増強する腰背部をマッサージする

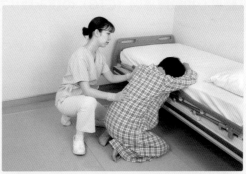

❷分娩室の中に，アクティブチェアやクッション，CD プレーヤー，テニスボール，アロマオイルなどが置かれている．産婦の希望に合わせて活用する

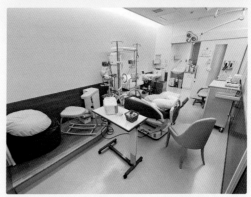

第3章

分娩期

産痛の観察

目的

● 産痛の部位・程度から，分娩の進行状況を評価する

　根拠 分娩が進行し陣痛が強くなればなるほど，産痛の部位・程度が変化していくため

● 産痛の部位・程度を適切に評価し，効果的な産痛緩和ケアを実施する

　根拠 産痛は分娩時の身体的苦痛の原因であり，母体の精神状態の悪化を招き，分娩の 3 要素（産道・娩出力・娩出物）に様々な異常を生じさせることが明らかになっているため

環境整備

● 「食事・排泄・休養・疲労・冷えの有無の観察」の項に準ずる

必要物品

● 「食事・排泄・休養・疲労・冷えの有無の観察」の項に準ずる

手順

・「食事・排泄・休養・疲労・冷えの有無の観察」の項に準ずる

▨ 胎児心拍数陣痛図（CTG）の読み取り方

目的

● 胎動や子宮収縮（陣痛）に伴う胎児心拍数の変化を観察することで，胎児の健康状態を判断する

環境整備

●「第2章．妊娠期－胎児心拍数の計測」の項に準ずる

必要物品

●「第2章．妊娠期－胎児心拍数の計測」の項に準ずる

手順

[胎児の健常性（well-being）の所見を確認する]
・分娩監視装置を用いて，胎児心拍数ならびに子宮収縮を20〜30分以上にわたり持続的に記録する

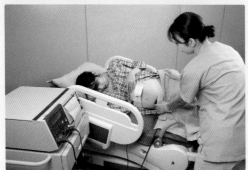

分娩監視装置

1 胎児心拍数基線を読み取る

> 🐾 **Point**
>
> 一過性変動のない部分で10分間の平均的な心拍数が，110〜160 bpmの間にあれば正常である．5の倍数で表す

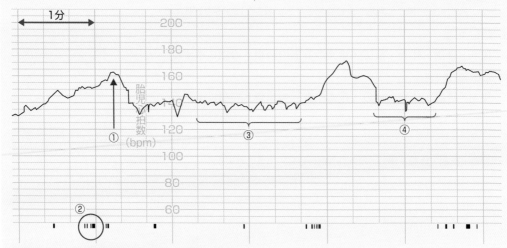

①胎動に伴って，胎児心拍が一過性に変動している
②■は胎動があったことを表す
③一過性の変動がない部分で，胎児心拍数の10分間の平均値を読み取り，5の倍数で表す
④一過性の変動がない部分

2 胎児心拍数基線細変動を読み取る

 Point

胎児心拍数基線上で，1分間に2～6回の周期を もつ微細な変動が6～25 bpmであれば正常で ある．胎児の自律神経系の反応が良好であるこ とを表す

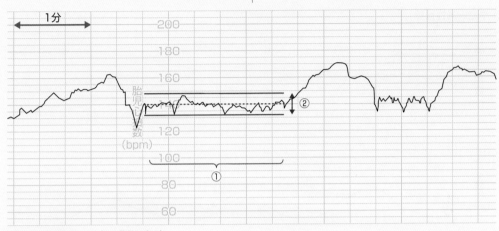

①基線の位置を特定する（5の倍数で表す）
②基線の位置を特定したら，基線の細かくランダムな変動の振幅の大きさを読み取る

3 一過性頻脈を読み取る

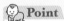 **Point**

胎動に伴うことが多い．心拍数が急速に増加し （30秒未満で15 bpm以上），15秒以上2分未 満で元に戻れば，胎児の状態は良好（well- being）であると判断する

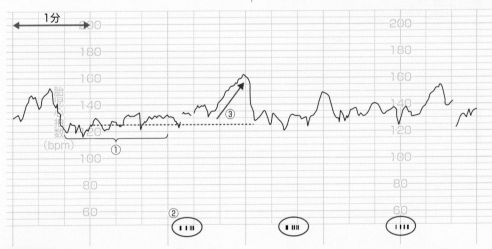

①基線の位置を特定する
②胎動の記録（■）から胎動のタイミングを確認する
③胎動のタイミング（■部）に連動して，胎児心拍数が急速に増加している．30秒未満で基線から15 bpm以上増加し，15秒以上2 分未満で基線に戻っていることを確認する
【判読のポイント】子宮収縮とは無関係に，胎動のタイミング（■部）に連動して胎児心拍数の急速な増加が生じている

4 一過性徐脈を読み取る

Point

児頭の圧迫を原因とする早発一過性徐脈は，分娩進行中の正常な反応である．一方，変動一過性徐脈や遅発一過性徐脈，遷延一過性徐脈は，胎児循環血液量の低下や胎児の低酸素状態およびそれが持続している状態であることを表す

①早発一過性徐脈

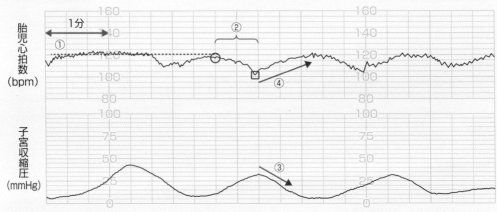

①基線の位置を特定する
②心拍数基線（〇）から心拍数最下点（□）まで，30秒以上かけてゆるやかに下降していることを確認する
③子宮収縮が消退すると，④心拍数も回復することを確認する
【判読のポイント】子宮収縮に連動して心拍数の低下が起こるため，子宮収縮と心音の波形は対照的である．つまり，徐脈の最下点と，子宮収縮の最強点が一致している

②遅発一過性徐脈

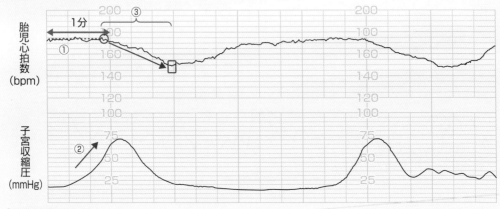

①基線の位置を特定する
②子宮収縮の開始に遅れて，③基線（〇）から心拍数最下点（□）まで，30秒以上かけてゆるやかに下降している
【判読のポイント】子宮収縮の開始に遅れて，心拍数が低下し始める．つまり，徐脈の最下点は，子宮収縮の最強点に遅れて示される

③変動一過性徐脈

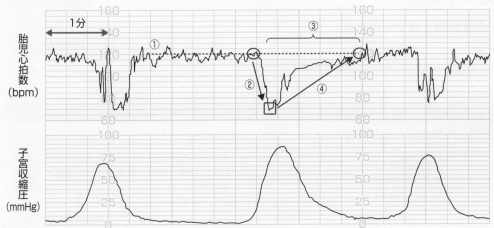

①基線の位置を特定する
②基線（〇）から 15 bpm 以上の心拍数の低下（□）が，30 秒未満の経過で急速に発生していることを確認する
③心拍数（最下点 □）から，基線（〇）まで）が，④15 秒以上 2 分未満で回復していることを確認する
【判読のポイント】臍帯圧迫の部位や程度により異なる波形をとり，早発一過性徐脈や遅発性一過性徐脈より，短時間で下降・上昇（回復）している

④遷延一過性徐脈

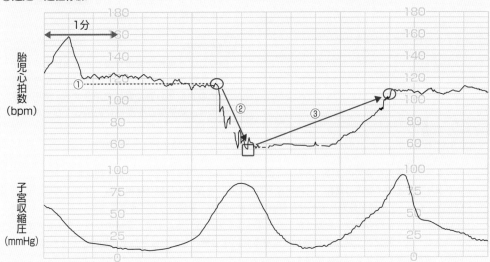

①基線の位置を特定する
②基線（〇）から 15 bpm 以上，心拍数が低下していることを確認する
③心拍数が回復するまでの所要時間が，2 分以上 10 分未満であることを確認する
【判読のポイント】一過性徐脈が 10 分以上持続した場合，つまり，心拍数の回復に 10 分以上を要する場合には，基線が変化したものと判断し，「徐脈」と判定する

第**3**章

分娩期

B ケア技術

環境整備（音や照度など）

目的

● 産婦にとって居心地のよい環境を整える

手 順

・照明，音楽，室温・湿度を調整する

> **Point**
>
> 産婦にとっては自宅にいるような雰囲気が望ましく，必要な器械・器具は，分娩直前まで家具調のクローゼットに入れておくなどが理想的である．また，ディベロップメンタルケアの視点から，児にとっては，子宮内にいる場合を想定した薄暗い照明が望ましいとされる

・人的環境を調整する

> **Point**
>
> キーパーソンとの連携を図ることが必要である．パートナーや家族と一緒にいたいと希望する産婦がいる一方で，家族と一緒にいることで精神的プレッシャーを感じている場合には，産婦から家族を離すことも考慮する

・苦痛をやわらげる物品を用意する

> **Point**
>
> 産痛による身体的苦痛が増強する過程に合わせて，苦痛をやわらげたり，紛らわさせたりするための物品を必要に応じて用意する．使用する際には，効果などを産婦に説明してから準備するとよい

- ・クッション：安楽な姿勢の保持，あるいは間欠時に全身のリラックスを図る際に使用する
- ・アクティブチェア：産痛の緩和・分娩促進を目的に座位を保ちたい際に使用する
- ・CDプレイヤー：産婦の好みに合わせた音楽を流すことで，産婦のリラックスを促す
- ・アロマオイル：産婦の好みに合わせたアロマオイルを芳香させることで，産婦のリラックスを促す
- ・テニスボール：胎児が下降するに連れて生じる肛門圧迫感（お尻がおされる違和感）とそれによる痛みや便意を紛らわせるために使用する

・分娩〜産褥期に過ごす部屋の例
❶分娩時に必要な医療設備・器具の他，産痛を軽減しリラックスできるための道具がそろえられている．また，分娩に立ち会う家族にも配慮されている

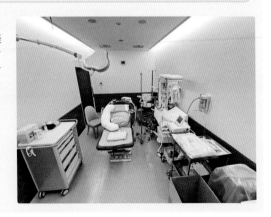

❷子連れ入院室. 上の子も一緒に入院できる

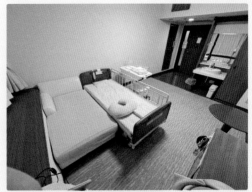

❸分娩〜産褥まで同じ部屋で過ごす. 助産所ならではの家庭的で居心地のよい空間. 医療器具や衛生資材は, 目立たないようにベッドの足元に置かれ, 必要時にはすぐに使えるように用意されている

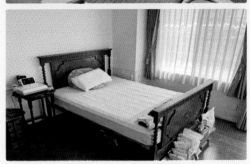

産痛の軽減

目的

● 産痛による過度な緊張・不安状態に陥ることを防ぐ

根拠 産痛は, 産婦の不安や緊張の原因となり, 痛み, 不安, 緊張の悪循環が生じることで, 分娩の3要素（産道・娩出力・娩出物）に異常が生じることが明らかとなっているため

手順

[呼吸法]
・呼吸（息を吸う・吐く）を誘導する

 お鼻からゆっくり吸いましょう. お口から長くゆっくり息を吐きましょう
Aさん, 吸ってー, 吐いてー, 吸ってー, 吐いてー

根拠 産婦の意識を呼吸に集中させ, 痛みから意識をそらせるため

😊 Point

産痛が強くなってくると, 助産師や学生の声かけに耳を傾けることが難しくなる. 産婦が呼吸のリズムをとり, ペースを保てるよう, ボディタッチやマッサージをしながら呼吸を誘導するのが効果的である. この時, 過換気症候群を予防するため, なるべく呼気を長くし, 吸気は吸い込み過ぎないようにするとよい

❶陣痛を触診しながら，安心感を与えるためのタッチケアを行う

 今，張ってきましたね．痛いですね．張りはおさまってきましたね．力を抜きましょうね

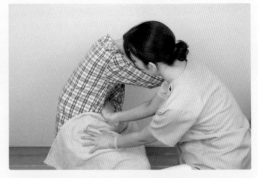

❷両肩を優しく触れることで安心感を与える．力の加減によって呼吸を誘導することもできる

 つらいですね．力を抜いてくださいね．上手に呼吸できていますよ．同じように続けましょうね

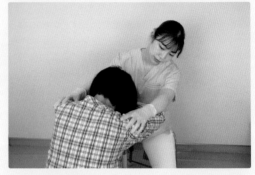

❸声かけをしながら腰背部をさすることで呼吸や脱力のタイミングを誘導する．息を吐く時・吸う時で，力の入れ方をかえるなどの工夫をする

 背中と腰，どちらが痛いですか？　このくらいの強さのマッサージは大丈夫ですか？　おなかが張っていない時は力を抜いてやすみましょうね

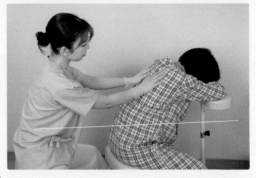

[産婦の好みに応じた自由な体位]
・産婦が好む体位を自由にとれるようにサポートする

 クッションに前かがみで寄りかかってみませんか．おなかが張っていないタイミングで，動いてみましょうか．疲れたら，違う姿勢にかえられますからね

❶パートナーが主でケアを行う時は，陣痛周期に合わせた力加減のかえ方や脱力の促し方を，実際にパートナーの背中に触れてみせることも効果的である．産婦の呼吸のリズムを感じながら，肩甲骨を目安に背中を触れる．パートナーの手の温かさが伝わり，触れられているだけで心地よさが感じられる

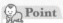

Point

ベッドやアクティブチェア，大きなクッションやバランスボールなどを利用するとよい．また，身体を動かせる十分な広さがあり，なおかつプライバシーが保てるよう配慮する

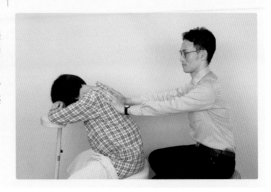

❷側臥位は，座位に比べると体力を温存しやすく，疲労や寝不足感のある時に勧められる．少しでも骨盤（骨産道）を広げ，児が下降するよう，両下肢の間にクッションをはさむのもよい

 足の間にクッションをはさむのはいかがですか

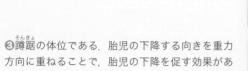

❸蹲踞（そんきょ）の体位である．胎児の下降する向きを重力方向に重ねることで，胎児の下降を促す効果がある

 おなかが張ってきたら，上体を起こして，赤ちゃんが下に降りてくるのを手伝ってみましょうか

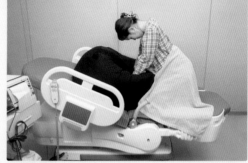

❹陣痛発作時に蹲踞（そんきょ）の姿勢をとり，間欠時には体力の消耗をおさえるためクッションに上体をあずける．脱力しやすく，休息・リラクゼーションに効果的である

 おなかが張っていない時はクッションに体を預けてしっかりやすみましょうね．目をつぶってウトウトしても大丈夫ですからね

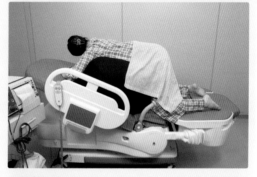

❺分娩進行中であっても，陣痛間欠時には，夫（パートナー）と談笑することができる．産婦にとっては気分転換・安心感につながり，精神的にも安定する．産痛緩和や分娩進行を促すケアを行うと同時に，家族を意識したケアを提供できることが望ましい

 パートナーさん，○○さん（産婦）にお顔のみえる位置にいてあげてください．陣痛のない時にやさしくうちわであおいであげてくださいね

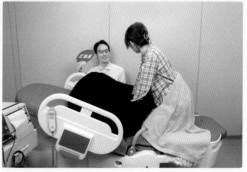

 Point

パートナーがケアを行う際は，2人の様子をみながら，パートナーへのねぎらいや賞賛の声かけも忘れない

第**3**章

分娩期

［温罨法］
・ホットパックを使用し，腰背部への温罨法を行う．
　下肢が冷えているようであれば足浴を行う．未破水
　であれば，シャワー浴や入浴も勧められる

 一番痛いのはどちらですか．ホットパックで
　　温めてみませんか．身体が温まると陣痛が強
　　くなり，お産を進めるのに効果的ですよ．足
　　浴をしてみませんか．身体が温まると，痛み
　　もやわらぎますよ

［マッサージ法］
・産婦の望む部位を望む強さでマッサージする（腰背
　部・腰部・大腿部）
・陣痛発作時は，呼吸のリズムに合わせて手掌全体で
　圧迫（摩擦）する．時に，指先で強く局所的に圧迫
　することもある
・間欠時は，産婦の脱力・リラクゼーションを促すた
　め，衣服をこする程度の力加減で産婦の呼気を促す
　ように大きくマッサージ（摩擦）する
・産婦の好みに合わせて，また，産婦の様子をみなが
　ら，その時々で産婦に尋ねながら実施方法を選択し
　ていく

❶陣痛発作時には，骨盤，特に仙骨周辺を意識し
　て指圧する．指圧を好む産婦もいれば，手掌によ
　る摩擦法を好む産婦もいる．「痛くないですか」「こ
　のくらいの強さですか」と尋ねながら実施すると
　よい

❷分娩が進むに連れ，間欠時に脱力したり，呼吸
　のリズムを元に戻したりすることが難しくなって
　くる．両肩に触れたり，肩甲骨周囲を左右・上下
　にタッチングすることで脱力を促したり，呼吸の
　深さやリズムを元に戻したりできるよう誘導して
　いく

根拠 分娩第1期のうち，特に子宮口が5cm以上開
大した後に入浴することは，産痛緩和効果が期待でき
るため

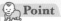 Point

ホットパックはタオルや巾着袋で包み，直接肌
に当たり低温やけどにならないよう注意する

Point

陣痛周期に合わせて，マッサージの力加減やマッ
サージの方向を調節する．分娩進行に合わせて，
マッサージの部位や強さを産婦に尋ねながらか
えていくのが効果的である

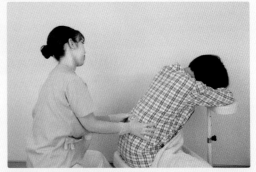

発作時①

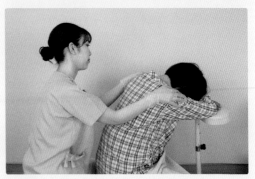

間欠時①

❸腰臀部のマッサージを床で行う。姿勢が安定するため、より強い力を加えやすい

 腰のあたりをおしてみますね。このくらいの強さで大丈夫ですか？　もう少し下のほうが気持ちいいですか？

 このあたりをマッサージするといかがですか。どちらをマッサージしたらよいか、遠慮なくおっしゃってくださいね

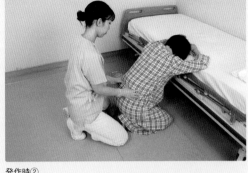

発作時②

❹両肩へのタッチケアや背部のマッサージを床で行う。姿勢が安定するため、より強い力を加えやすい。発作時の呼吸コントロールや間欠時の脱力の誘導に効果的である

 今、おなかは張っていないですか？
全身の力を抜いてみましょうか。（呼吸に合わせて）はい、力を抜いてください

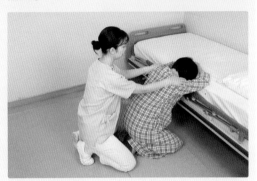

発作時③・間欠時②

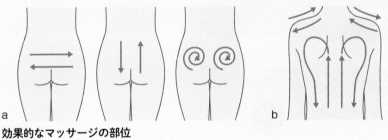

効果的なマッサージの部位
a：腰臀部，b：背部

陣痛の促進

● 陣痛は分娩進行の原動力であり，子宮口開大や胎児下降に不可欠な子宮収縮であるが，分娩開始から分娩に至るまで，必ずしも周期的に反復するとは限らない

目的

● 分娩経過時間あるいは子宮口開大度に応じた子宮収縮が得られない場合，陣痛を促進するケアを実施する

［体位・姿勢の工夫］

・立位や座位をとることで，胎児にかかる重力と子宮収縮の方向が一致し，胎児の下降が促される．また，太ももを上げながら歩行すると，股関節・骨盤がゆるみ，筋肉がリラックスして胎児の下降が促される
・間欠時は産婦のペースに従って，真横もしくは一歩後ろから，いつでも支えられる距離を保ちながら一緒に歩行する
・産婦が安心感をもてるように距離のとり方や身体への触れ方を調整する

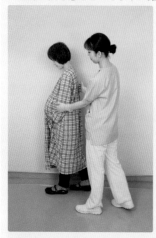

・座位にして脱力を促す．うちわであおいだり，首元に冷たく湿らせたタオルを当てたりすることで爽快感が得られ，気分転換による陣痛促進が期待できる

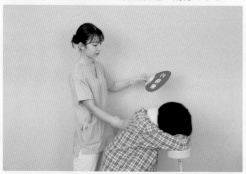

・発作時は，壁や手すりに寄りかかったり，その場でしゃがんだりすることが多い．プライバシーに配慮しながら，産婦の希望する部位のマッサージや呼吸の誘導を行う

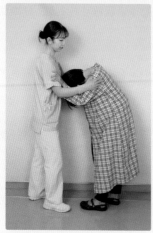

看護師が支える

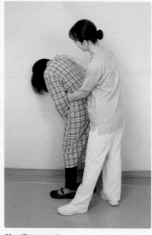

壁に寄りかかる

[アロママッサージ]
・陣痛が弱く，足の冷えが強い時には，クラリセージもしくはラベンダーの精油を用いた足浴が推奨される．足浴バケツを用意し，60℃程度のお湯をくるぶしまで十分につかる程度に注ぐ．下肢を20分程度浸し，血液循環を促進する
・マッサージオイル（スイートアーモンドオイルやグレープシードオイル，ホホバオイルなど）に，ラベンダーまたはクラリセージなど，分娩進行を促進する効果のある精油をブレンドし，涌泉（足の裏）や三陰交（内くるぶしから指4本上の脛骨の際）を刺激することで，足の冷え・血液循環を改善する
・分娩経過が長引き精神的に落ち込んでいる時は，電気式のアロマポットや洗面器あるいはガーゼやティッシュペーパーに柑橘系（オレンジ・グレープフルーツ）の精油を垂らして（芳香浴）で気分を図る．もしくは，ラベンダーの精油を垂らしてリラックスを図る

栄養補給，水分補給

● 分娩が進行するに連れ，産痛が増強することで食欲も低下する．必要なエネルギーを確保できるよう，栄養補給・水分補給をサポートすることが必要となる

（目的）

● 分娩期に適切に栄養・水分を補給することで，産婦の健康状態を良好に保ち，娩出力を保つ

（環境整備）

● 食欲がある時は，産婦が好むものを食べやすいように提供する

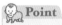 Point
食欲が低下し身体的苦痛が増強している時は，短時間で効率よく摂取できるよう工夫して提供する［一口サイズのおにぎり（食品用ラップフィルムに包む），糖分を含むジュース（ストロー付きキャップ），効率よくカロリー摂取できるゼリー飲料，プリンあるいはヨーグルト（大きめのスプーン），喉ごしのよい氷菓子（かき氷）など］

手順

・おにぎりなどの固形物は産婦が直接手にもちやすいサイズにし，食品用ラップフィルムで包むとよい
・プリン・ヨーグルトは冷たいほうが喉ごしがよく，糖分を含むので娩出力の維持・回復にも効果的である
・臥位のままでも口にできるようストローを用意するか，ストロー付きキャップをペットボトルに装着する
・氷菓子は，部分的に溶かすと産婦が口にしやすい

（根拠）産痛が強くなると，座位でいることが難しくなるため

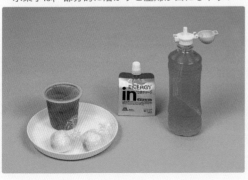

▨ 排泄の介助

- トイレまでの歩行が可能であり，自力での排尿（自尿）が可能な場合にはトイレで排泄を行う．膀胱が充満しているにもかかわらず，産痛により歩行が困難な場合や児頭が尿道を圧迫し自尿が困難な場合には，導尿を行う

目的

- 膀胱・直腸の充満により児の下降が妨げられることを防ぐ[*4]

環境整備

- プライバシーに配慮する
- 導尿時は，扉またはカーテンを閉める

必要物品

[自尿が可能でトイレに行く時]

- 交換用の新しいパッド

[自尿が困難で導尿を行う時]

- 手袋
- 滅菌手袋
- 処置用シーツ
- 導尿カテーテル（12〜14 Fr ネラトンカテーテル）
- 綿球（3個）
- 消毒液
- 潤滑剤[*5]
- 導尿カップ
- バスタオル

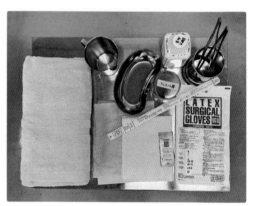

導尿に必要な物品

ひとくちメモ

*4： **導尿の必要性の判断**　膀胱や直腸の充満は，胎児の下降を妨げる．入院時には最終排尿・最終排便の日時を確認するとよい．現在，WHOが推奨する「ポジティブな出産体験のための分娩期ケア」においても，陣痛の促進を目的とした入院時の浣腸は推奨されていない．排泄については，分娩第1期においては2〜3時間おきにトイレでの排泄を促すことが望ましい．分娩第2期においては，児頭が尿道を圧迫するようになるため，トイレでの自然排尿が難しくなる．水分摂取状況，発汗の状態，膀胱充満の有無を視診・触診し，必要時導尿を行う．また，胎盤娩出後の膀胱充満は，子宮復古を阻害する要因となる．児娩出間際に導尿を行うことで児の下降をスムーズにするだけでなく，子宮復古をスムーズにさせる効果もある．

*5： **使用する潤滑剤の例**　リドカイン塩酸塩ゼリーは尿道内に傷があるとアナフィラキシーショックを起こすことがあるので，グリセリンやゼリーなど滅菌潤滑剤を用いるとよい．

手順

［自尿が可能でトイレに行く時］

■1 トイレに行く場合には，新しいナプキンを用意し，古いナプキンは提出してもらう

 トイレの鍵は閉めずにお入りください. 座っている時に陣痛がきたら, いきまないようゆっくりと深呼吸を続けてください. いきみが逃せず, 全身に力が入り続けてしまう時はナースコールをおしてください

［自尿が困難で導尿を行う時］

・分娩第2期以降，自然な排尿が難しくなる. 内診と同じタイミングで，内診台もしくはベッド上で導尿を実施することが多い

> **Point**
> 破水や血性分泌物がある場合は，その性状，量（流出状態）を確認する[*6]

> **根拠** 便座に座ることで骨盤が開き，急激に児が下降すること（墜落産）があるため

> **Point**
> 特に経産婦の場合には導尿直後に急に児の下降が進むことがあるため，分娩介助に必要な環境・物品を整えたうえで，分娩台で導尿を行うこともある

■1 導尿の目的・必要性を説明する

 膀胱にお小水がたまっていると赤ちゃんが降りてくるのを妨げてしまうので，管でお小水をとらせていただきますね

> **Point**
> 導尿の目的・必要性を説明し，産婦の理解と協力を得る

■2 物品を準備する

■3 産婦の腹部〜下肢にバスタオルをかけ下着をとり，腰の下に防水シーツを敷く

> **Point**
> 間欠時を見計らって手早く行う

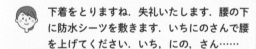 **下着をとりますね. 失礼いたします. 腰の下に防水シーツを敷きます. いちにのさんで腰を上げてください. いち, にの, さん……**

■4 両膝を立て，足を広げてもらう

 膝を立てて, 足を広げたままゆっくり呼吸を続けていてくださいね

■5 導尿カップを陰部の近くに準備する

■6 導尿カテーテルを開封し，滅菌潤滑剤を少量出しておく

■7 滅菌手袋を装着する

ひとくちメモ

*6: **産婦のトイレ使用時の注意点** 分娩進行中，特に分娩第1期加速期においては，トイレに座ることで急に胎児の下降が進むことがある. トイレでの墜落産を予防するためにも，産婦がトイレを使用する時には，トイレの鍵をかけないこと，陣痛発作時にはゆっくり深呼吸を繰り返しいきみを逃すこと，こらえられないいきみが生じた時や破水したかもしれないと感じた時はナースコールをおすことなどをあらかじめ伝えておくことがとても重要である.

8 陰唇を開き尿道口を確認し，消毒綿球で消毒する

 失礼します．消毒しますね

9 導尿カテーテルの先端に潤滑剤をつけ，尿道口に
挿入し，他端を導尿カップに入れる

 **管を入れますね．チクッとします．口でゆっ
くりと呼吸を続けていてください**

Point

陣痛間欠時に行う．途中で陣痛発作が始まった
ら，カテーテルは抜かず，把持したまま待機す
る．発作時，児頭が下降し，カテーテルを押し出
してしまうことがあるので注意する

10 終了後，ゆっくりとカテーテルを抜き，尿道口を
消毒する

 **終わりました．管を抜きますね．最後にもう
一度消毒をしますね．おつかれさまでした**

Point

膀胱の充満がなくなることで児頭の下降が進む．
陣痛周期や産痛の増強，呼吸パターン（いきみ
の有無）などの変化に注意する

清潔

● 分娩進行中は発汗が亢進する．全身の清潔が保てず，産婦の不快感の原因となる．必要に応じ
て清拭・更衣を行うことで，爽快感が得られ，気分転換にもつながる．また，産道が形成され
るに連れ，血性分泌物が増加したり，破水によりパッドに羊水が流出したりする．陰部の清潔
を保つため定期的にパッドを交換する

目的

● 分娩進行中に気分転換を図り，爽快感を得る

● 全身および陰部の清潔を保つ

環境整備

● 室温およびプライバシーに配慮する

必要物品

● 蒸しタオルまたは冷タオル（顔用：産婦の希望に合わせる）

● 蒸しタオル（身体用・陰部用）

● 新しい着替え・パッド

手順

1 顔面が紅潮し発汗がみられる時は，氷水の入った
洗面器におしぼりを浸し，絞ってから産婦に渡す，
もしくは，看護者が産婦の顔や首周りを拭く

Point

産痛による身体的苦痛を増強させないように手
早く，清拭・更衣を行う

2 上半身は水分を含んだ温タオルで手早く清拭し，
清潔な衣服に手早く着替えられるようにサポート
する

3 血性分泌物や羊水の流出によりパッドが汚染され
ている場合には，頻回にパッド交換を行う

Point

分娩第1期加速期に入り，自分で交換すること
が難しい状況においては，ベッド上で臥位をとっ
てもらい，看護者が手早く交換する

▓ 早期母子接触

- 児の娩出から胎盤娩出までの分娩第3期においては，母親の希望に応じて，早期母子接触（skin to skin contact：STS）を行うことがある

 目 的

- 母乳栄養率を向上させる
- 母親の愛着行動を促進させる
- 母子相互作用を促進させる
- 新生児の生理の安定化を図る

環境整備

- 室温を保ち，プライバシーに配慮する

> 🐻 **Point**
>
> 通常は分娩第4期までの間に分娩室で実施する．分娩室（児が出生する場所）は，あらかじめ26〜28℃に保っておく

必要物品

- 温蔵庫などであらかじめ温められたバスタオル（児を保温するため，児を固定するため）
- パルスオキシメーター

手 順

1 室温を確認し，26〜28℃に保つ

根拠 児の低体温を予防するため

2 母児の健康状態に問題がないことを確認した後，ベッドを30°前後挙上する

根拠 母体・児の姿勢を安定させ，児の落下を防ぐため

3 母親の衣服・下着をとり，胸腹部の汗を拭き取る

根拠 児の低体温を防ぐため

4 新生児の皮膚に付着した羊水・血液を拭き取り，乾燥させ（ドライアップ），母親の胸元にうつぶせで寝かせる

> 🐻 **Point**
>
> 児の顔は横に向け，鼻腔閉塞を起こさないようにする

5 継続時間は2時間以内とし，実施中は児の保温に留意するとともに，呼吸状態，冷感・チアノーゼの有無，体温を定期的に観察する

> 🐻 **Point**
>
> やむを得ず母子のそばを離れる時は，母親に声をかけ，必要時はナースコールをおしてもらう

6 児が睡眠したり，母親が休息を希望したり，傾眠状態となったりした時点で終了する

C サポート技術

家族の立ち会い

● WHO が推奨する「ポジティブな出産体験のための分娩期ケア」においては，産婦の希望が尊重され，分娩全体にわたって，自分で選んだ付き添い者をもつことが推奨されている．バースプランニングを通して，産婦が家族に望むこと，家族がどのように出産に参加したいと思っているのかを明らかにして，あらかじめお互いへの役割期待をすり合わせておくことも産婦にとってのよりよい出産体験となることに効果的である

目的

● 産婦の不安や緊張の緩和，安心感の保持につなげる

環境整備

● 産婦が家族の立ち会いを望む場合には，産婦・家族にとって居心地のよい空間をつくる

> **Point**
>
> 夫婦のプライバシーを尊重し，家族の温かい空間を壊さないよう配慮する．分娩進行を評価しながらも家族の時間を確保することも大切である．一方，産婦が家族の立ち会いを望まない場合もある．その時々の産婦の気持ちを慮り，尊重することを最優先する

必要物品

● 産婦が望むもの（音楽・アロマ・クッションなど）

手順

・産婦の希望を確認する

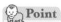 **ご家族の立ち会いは希望されますか？**

❶ 産婦が座位をとることを希望した場合には，アクティブチェアを使用するとよい．その際，産婦の視界に入る位置に夫（またはパートナー）がいて，なおかつ自分の身体に触れていることで，痛みなどへの恐怖心や不安がやわらぐ産婦は多い

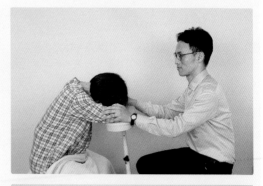

❷ 視界に入る位置に夫（またはパートナー）がいることに安心する産婦は多い．しかし，痛み（産痛）を感じる時に身体に触れられたくない産婦もいる．陣痛発作を繰り返すうちに，全身もしくは顔面に発汗するほどの熱がこもるようになるため，特に間欠時のタイミングを見計らって，本人が心地よいと感じる強さで，うちわであおぐことは，産婦の爽快感や気分転換につながる

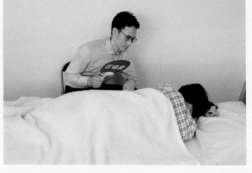

❸分娩進行中であっても，まるで自宅で過ごしているかのようにリラックスできることは，産婦が心理的に安定し，分娩進行にも効果的である．主に間欠時のタイミングを見計らって，夫や身近な家族と談笑することは，産婦の安心・気分転換につながる

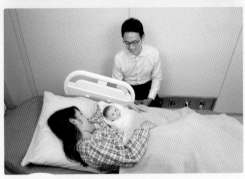

❹分娩後，産婦に必要な処置・身支度が終わったら，できるだけ早期に母子および家族で過ごせる時間をもてることも，分娩期における大切な援助となる．最近は，生まれて間もなくのうちに家族写真を撮りたいと希望する者や，他の家族と電話（もしくはテレビ電話）したいという者も多い．多様なニーズに答えながら，新たな家族の誕生を祝福できることが望まれる

第3章

分娩期

受け持ち妊婦（分娩開始前）もしくは産婦が決まった初日の挨拶，実習終了時の挨拶，スタッフへの報告の仕方

[無痛分娩を予定している妊婦もしくは産婦への挨拶]

● 自分の所属，学年，氏名を伝える

● 何日間（または，いつまで）受け持つか伝える

××学校×年生の〇〇（自分の氏名）と申します．本日は■■さん（担当スタッフの名前）と一緒にAさんを受け持たせていただきます．よろしくお願いいたします

Point

あらかじめ，麻酔薬投与開始の有無，陣痛周期を確認しておく．担当スタッフと一緒に訪室し，担当スタッフからの紹介の後，丁重かつ手短に済ませる．状況によっては，そのままバイタルサインの測定や腹壁（子宮収縮）の触診，胎児心拍数陣痛図の確認を行うこともあるため，そのための物品の準備や心づもりをしておく

[スタッフへの報告の仕方]

● 「2−1．正常分娩」に準ずる

[分娩開始前の妊婦もしくは分娩第1期の産婦への挨拶]

● 「2−1．正常分娩」に準ずる

A 観察技術

麻酔薬・陣痛促進剤の投与量の調節と分娩進行の評価

- 無痛分娩（硬膜外無痛分娩）は，医学的には麻酔を必要としない健康な産婦に本人の希望で麻酔を行う場合と，医学的適応から痛みのないお産を必要とする産婦に麻酔を行う場合がある．また，無痛分娩の管理方針は，症例の特性に限らず施設の方針や担当医の方針，産婦の鎮痛への要求によって異なり，必ずしも一様なわけではない

- 無痛分娩の最大の難点は，陣痛の減弱化であるとされる．麻酔薬導入後5～10分で子宮筋の過収縮が起こるものの，麻酔導入後30分以上経過すると子宮収縮力が減弱し，子宮が収縮しているという産婦の感覚も減弱する．無痛分娩によって分娩が遷延する産婦が一定の割合で発生することからも陣痛促進剤（オキシトシン）を使用せざるを得ない．特に微弱陣痛と診断したら，速やかに子宮収縮促進剤を使用するなどの積極的な産科的介入が重要となる

目的

- 副作用や合併症の発現を早期発見する
- 分娩進行を評価し，麻酔薬による微弱陣痛・遷延分娩を防ぐ

環境整備

- 硬膜外無痛分娩を行う場合，硬膜外カテーテルは清潔度の高い部屋（陣痛室もしくは分娩室）にて清潔手技で留置する
- 処置終了後は，「2-1．正常分娩 − B．ケア技術 − 環境整備（音や照度など）」（p68）に準ずる

> **Point**
> 急変対応に備えて部屋には吸引装置と酸素供給源があり，ただちに使用できる状態にあることを確認する

必要物品

- 帽子・マスク（原則，施行者も介助者も帽子とマスクを着用する）
- 18～20 G 静脈内留置針
- 輸液（乳酸リンゲル液など）
- 局所麻酔薬・鎮痛薬（ブピバカイン，ロピバカイン，リドカイン，レミフェンタニルなど）
- エフェドリン（希釈しておく）
- 救急カート（気道確保器具・緊急薬品）

手順

［麻酔薬の投与］

1. 乳酸リンゲル液を急速に輸液する
2. 胎児心拍数に異常がないこと，母体の血圧を確認する
3. 穿刺体位（側臥位）をとり，穿刺部位を消毒する
4. 穿刺しカテーテルを挿入したら，薬物を注入する．耳鳴りや金属味，口周囲のしびれ感や下肢の運動不能が生じていないことを確認して，カテーテルを固定する

根拠 局所麻酔薬中毒を予防するため

5 硬膜外麻酔薬の持続注入中は，原則 1〜1.5 時間ごとに鎮痛効果・麻酔範囲・血圧・胎児心拍数パターン・下肢の運動と放散・体温を観察し，持続注入速度を調整する（6〜10 mL/ 時で開始し，最大 14 mL/ 時まで）

6 分娩第 2 期において，産婦が努責のタイミングをうまくとれず分娩が遷延したり，胎児機能不全（NRFS）を認めたりした場合には，持続硬膜外注入を減らしたり止めたりする

［陣痛促進剤の投与］

・分娩経過に応じた娩出力が持続でき，微弱陣痛や遷延分娩とならないようにすることが重要である．特に分娩第 2 期においては，産婦が最小限の体力消耗をもって，胎児の下降に有効な努責をかけられるよう陣痛促進剤の投与量の調節を図ることがポイントとなる

1 適切に陣痛促進剤を投与する

根拠 娩出力を維持するため

Point

無痛分娩下では，麻酔薬の作用により陣痛が減弱化する．加えて，分娩第 2 期においては，努責感を感じにくい，努責のタイミングがわからない（遅くなる），努責をかける方向がわからない，といったことも生じる

胎児心拍数陣痛図（CTG）による胎児の健康状態と陣痛の管理

● 硬膜外腔に投与された局所麻酔薬の直接的影響で胎児心拍数が変化する可能性は低い．しかし，母体に低血圧が生じると胎児機能不全を起こす可能性がある．そのため，無痛分娩下では，母体血圧の管理と胎児心拍数の管理は同時並行で必須となる[*7]．また，麻酔薬の投与後は一過性に子宮収縮が減弱し，間欠期が長くなることがあり微弱陣痛となりやすい．そのため，陣痛促進剤（オキシトシン）を同時並行で投与することになるが，オキシトシン反応性は自然分娩と同様であるため，過強陣痛，さらには子宮破裂となるリスクは無視できない

目的

● 母体低血圧による胎児機能不全を早期発見する

● 過強陣痛，子宮破裂徴候を早期発見する

環境整備

●「2-1. 正常分娩－A. 観察技術」の「陣痛の観察」，「胎児心拍数陣痛図（CTG）の読み取り方」の項に準ずる

必要物品

● 分娩監視装置

ひとくちメモ

＊7： **無痛分娩下での陣痛の評価**　無痛分娩では，陣痛がきているという産婦の陣痛の感覚が鈍くなる．そのため，産婦の外診所見や訴えによって陣痛の強弱を評価することは妥当でない．また，分娩監視装置の使用においても，体位変換により陣痛計の装着位置がずれることもある．これらのことから，適宜，陣痛計の位置を決め直しながら正しく陣痛を評価すること，CTG の所見のみに頼らず看護者の触診も併用し，細心の注意を払って陣痛を管理することが重要である．

手順

1 無痛分娩を予定している場合には，麻酔薬投与前より，分娩監視装置を用いて胎児の健康状態を把握する
2 麻酔薬投与下においては，連続的に胎児心拍数を監視する

▦ 血圧の管理

● 硬膜外無痛分娩では局所麻酔薬の開始直後，交感神経遮断が新たに発現し，血圧低下が生じる危険性が最も高い．血圧低下は子宮血流低下をきたすため，児に間接的に悪影響を及ぼす可能性がある．そのため，硬膜外無痛分娩中は低血圧の予防と治療に細心の注意を払う

目 的

● 低血圧を予防する

環境整備

● 「麻酔薬・陣痛促進剤の投与量の調節と分娩進行の評価」の項に準ずる
● 陣痛室または分娩室で経過観察することが多い
● 急変対応に備えて部屋には吸引と酸素供給源があり，ただちに使用できる状態にあることを確認する
● 母体・胎児の健康状態に異常がなければ，正常分娩に準じて，産婦にとって居心地のよい環境づくりを行う

必要物品

● 血圧計（自動血圧計に測定間隔を設定して使用することもある）

手順

[硬膜外無痛分娩下での血圧管理の例]
1 硬膜外腔への局所麻酔薬初回投与後は，30分間，血圧を5分間隔で測定する
2 その後は，15分間隔で血圧を測定する
3 胎児心拍数に異常がみられた場合にも血圧低下を疑い，速やかに血圧を測定する
4 収縮期血圧が100 mmHgを下回ったら，輸液負荷を行う．それでも改善しなければエフェドリン5 mgを静注する．血圧低下の速度が速ければ，エフェドリン静注を最初から行う．もともと収縮期血圧が90 mmHg台の産婦では，90 mmHgを下回ったら治療を開始する

B ケア技術

導尿

● 硬膜外無痛分娩中は，尿意がなくなり排尿も困難となる可能性が高い．一度伸展してしまった膀胱は，その後も機能障害を残すと報告されており，膀胱の過度の充満は避ける必要がある．無痛分娩中は導尿による痛みも緩和される．3時間ごとを目安に導尿するのがよいとされている

目的

● 膀胱充満を予防する

環境整備

●「2-1．正常分娩－B．ケア技術－排泄の介助」の項に準ずる

必要物品

●「2-1．正常分娩－B．ケア技術－排泄の介助」の項，［自尿が困難で導尿を行う時］に準ずる

手順

・「2-1．正常分娩－B．ケア技術－排泄の介助」の項，［自尿が困難で導尿を行う時］に準ずる

体位変換

● 麻酔薬を持続注入するのであれば，体位は側臥位とする．また，局所麻酔薬の効果に左右差が生じるため，数時間ごとに左右反対向きに体位変換を行う

目的

● 麻酔薬の効果を得る

環境整備

●「A．観察技術－血圧の管理」の項に準ずる

必要物品

●「A．観察技術－血圧の管理」の項に準ずる

手順

・体位変換を行う際には，カテーテルを固定したテープがずれ，カテーテルが抜けてしまわないよう，産婦が背中をベッドから浮かせて向きをかえるように促す

C サポート技術

ストレスや不安の緩和

● 無痛分娩下では，麻酔開始2時間前から絶食となる，麻酔開始後はベッド上で行動が制限される（臥位のみ），麻酔開始後はトイレ歩行が制限され尿道カテーテル挿入となるなど，安全管理の観点から食事や行動が制限されることが多く，ストレスや不安の原因となりやすい

目的
● 食事制限や行動制限に対するストレスを軽減する
● 麻酔薬投与などに対する不安を軽減する

 Point
無痛分娩を希望する妊婦，あるいは妊婦とそのパートナーに対しては，無痛分娩下で実施される様々な処置や投薬，無痛分娩での分娩進行の特徴の他，食事やトイレ歩行などの行動が制限されることをあらかじめ伝えておくとストレスや不安の緩和を助けることができる

環境整備
● 分娩第1期の大部分を過ごす陣痛室あるいはLDR（陣痛・分娩・回復室）では，自然分娩同様，産婦がリラックスできるように環境整備を行う
● 同時に，急変対応に備えて，吸引と酸素供給源がただちに使用できる状態にあることを確認する

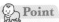 **Point**
麻酔薬により産痛がコントロールされているため，分娩第1期～第2期の間，比較的穏やかに自分一人の時間や家族との時間を過ごす産婦が多い．分娩進行を評価し，薬剤の管理および副作用の発現に細心の注意を払いながらも，産婦にとっての居心地のよい空間を壊さないようかかわっていくことがポイントとなる

必要物品
● 「2-1. 正常分娩－B. ケア技術－環境整備（音や照度など）」の項に準ずる

手順
・「2-1. 正常分娩－B. ケア技術－環境整備（音や照度など）」の項に準ずる

 Point
麻酔薬使用による行動制限があることに留意する

バースプランの実施

● 無痛分娩では，痛みを感じないという「快適性」にメリットを見出す女性が多数である一方，麻酔薬を使用することへの不安を抱く女性や，自然分娩を選択しなかったことへのわだかまりを残す女性も存在する．無痛分娩においても，妊婦（または産婦）がどのようなお産にしたいかという産婦の主体的な思いを尊重することが大切である

目的
● バースプランニングを通して，自然分娩と無痛分娩の違いを理解する
● バースプランニングを通して，無痛分娩のメリット・デメリット，無痛分娩で生じやすいトラ

ブルについて理解する

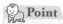**Point**

無痛分娩下で生じやすいトラブルには，分娩時間の遷延・回旋異常の発生率の上昇・器械分娩率の上昇がある．バースプランニングの過程では，この点について確実に情報提供（出産準備教育）を行うことが大切である．そのうえで，看護者は妊婦に対して，「なぜ，無痛分娩にしたいのか」という思いをくみとり，「どのような出産にしたいか」をともに考えていくこととなる

環境整備

● プライバシーが保てる静かな空間

必要物品

● 筆記用具・メモ帳など，バースプランニングした内容を書き留めておくためのもの

手順

1 どのような分娩にしたいかを自宅で，一人もしくは家族で考えてきてもらう

Point

特に無痛分娩においては，どの程度痛みを感じたいのか，どのタイミングで麻酔薬を使用したいのか，産婦それぞれ多様なニーズがある．施設や担当医の方針と妊婦の要望をすり合わせておくことが重要である

2 陣痛室またはLDR（陣痛・分娩・回復室）でどのように過ごしたいのかを確認し，可能な限りそのニーズが叶えられるように環境を整える

Point

施設で準備できるもの，産婦自身で持ち込んでもらうもの，実現不可能なものなど，あらかじめ共通認識を得ておくことが重要である

第 4 章

産褥期

1 産褥期のケアの特徴

▦ 産褥期とは
- 産褥期とは，妊娠分娩によって変化した全身の機能と形態が非妊時の状態に戻る期間をいい，分娩後6～8週間の期間をいいます．また，この時期にある女性を「褥婦」といいます．

▦ 産褥期の女性の特徴
[身体的特徴]
- 身体的には全身や生殖器が非妊時の状態に復古していく退行性変化と，母乳育児を行うために乳腺が発達し乳汁が分泌するなどの進行性変化がみられます．

[心理的特徴]
- 心理的には母親役割を獲得する過程にあり，生まれた子どもとのボンディングを形成したり，それまでの自己概念を再調整したりする課題をもちます．

[社会的特徴]
- 社会的には新たな家族を迎え，自分の関心事や必要な社会資源が変化します．

　産褥期ではこれらの身体的，心理的，社会的変化が同時に起こりますが，対応できない場合には，容易に危機的状態に陥る可能性があります．

▦ 産褥期のケアの特徴
- 産褥期は褥婦が身体的に回復するとともに，新たな子どもを家族として迎え，新しい生活に適応していく重要な時期です．そのため産褥期のケアでは，褥婦に生じる身体の生理的変化（退行性変化および進行性変化）への適応と子どもを生み，育てていく過程での心理社会的変化の適応を促す支援が求められます．
- この支援には，看護者が実施するケアだけでなく，褥婦自身が産褥期に起こる身体・心理・社会的変化に対してセルフケア能力を発揮し，健康な生活ができるようにする支援も含まれます．

2 産褥期の看護技術

2-1 正常分娩

　産褥期では，褥婦に生じる身体の生理的変化（退行性変化および進行性変化）への適応と，子どもを生み，育てていく過程での心理社会的変化への適応を促す支援が求められ，退院後の生活を見据えた支援が必要である．本項では，退行性変化に関する看護技術や，進行性変化を含む母乳育児支援に関する看護技術，母親としての心理社会的変化の適応を促す看護技術について説明する．

■ 受け持ち褥婦が決まった初日の挨拶，実習終了時の挨拶，スタッフへの報告の仕方

[受け持ち褥婦が決まった初日の挨拶]

● 誕生の祝福や分娩へのねぎらいの言葉を伝える

● 自分の所属，学年，氏名を伝える

● 何日間受け持つかを伝える

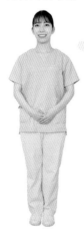

> ご出産おめでとうございます
> ××学校×年生の〇〇（自分の氏名）と申します
> 本日からX日間，実習でAさんとかかわらせていただきます
> どうぞよろしくお願いいたします

[実習終了時の褥婦への挨拶]

● 実習に協力してもらったお礼を伝える

　根拠 出産後早期は疲労回復を必要とする中，実習に協力してもらっているため，毎日最後に褥婦へ挨拶を行い，感謝の気持ちを伝える

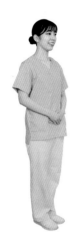

Aさん，失礼いたします．今，少しよろしいでしょうか
本日の実習はこれで終了となります
本日はありがとうございました．また明日の朝，伺います
明日もよろしくお願いいたします

［スタッフへの報告の仕方］

今，少しお時間よろしいでしょうか

根拠 スタッフは多忙であるため，時間をとってもらえるか事前に確認する

Bさん（褥婦）を受け持たせていただいている学生の○○（自分の氏名）です．今から××の報告をいたします

根拠 スタッフは複数名受け持っていることが多いため，誰を受け持っているのか，自分の氏名，報告内容を説明する

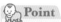Point

朝の報告では，その日の看護目標や行動計画について報告する．看護目標の設定理由や行動計画の根拠についても報告すると，看護師は学生の思考過程を理解できるため助言しやすい．午前や午後の報告では，実施したことやその結果だけでなく，アセスメントや今後のケアの方向性についても報告する

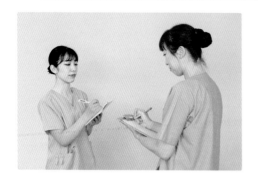

Bさんを受け持たせていただいている○○です．朝の報告をいたします．
本日のBさんの目標として××をあげました．その理由は××です．目標達成のため，今日の行動計画は××のように考えています

A 観察技術

▒ 子宮収縮状態の観察

目的
● 子宮収縮が順調であるかを確認し，悪露の変化などと合わせて評価することで，子宮復古不全を早期に発見する

環境整備
● 腹部を露出することになるため，カーテンや扉を閉めるなどのプライバシーや室温に配慮する

必要物品
● トレイ，ディスポーザブル手袋，メジャー（必要時）

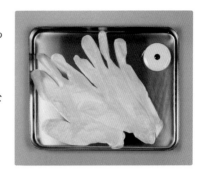

第**4**章

産褥期

手順

4-1

1 褥婦へ目的を伝え，排泄が済んでいるか確認する

> 今から子宮の収縮状態を確認させていただきたいのですが，お手洗いはお済みでしょうか

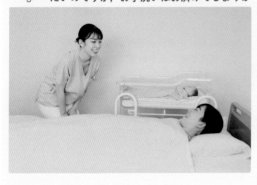

根拠 膀胱や直腸が充満していると子宮底が上昇し，適切に評価することができないため

2 褥婦に仰臥位で両膝を立ててもらう

> 膝を立てていただけますか

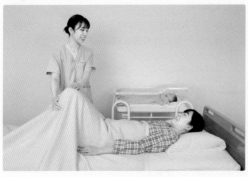

根拠 膝を立てると腹壁が弛緩し，子宮体部の触診が行いやすいため

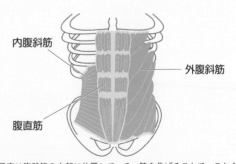

内腹斜筋

外腹斜筋

腹直筋

子宮は腹壁筋の内部に位置している．膝を曲げることで，これらの筋肉が弛緩するため，子宮に触れやすくなる

動画
▶
4-2

3 手袋を装着後，掛け物で下半身を覆い，寝衣や腹帯などを広げ，腹部を露出する

根拠 最低限の露出とし，腹部を露出することによる羞恥心に配慮するため

😊 おなかを出しますね．失礼いたします

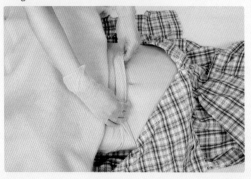

4 子宮の形や硬さを確認する

😊 おなかを触ります
痛かったら教えてください

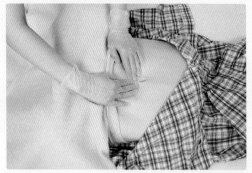

 Point

恥骨結合上縁から臍部の方向に向かって子宮外側に沿うように両手で探るようゆっくり触診する．時間をかけて触診をすると輪状マッサージと同様の効果が得られ，子宮収縮を促すことになるため，正確に評価するためには時間をかけずに確認することが重要である

5 両膝を伸ばしてもらい，腹部に垂直に手を押し当て，指の幅もしくはメジャーを用いて子宮底部の位置を確認する（基準値については，付録 p192 を参照）

根拠 両膝を伸ばすことで正確に測定することができるため．腹部に垂直に手を押し当てることで子宮底部がわかりやすい

Point

セルフケア行動につなげるため，測定後，母親自身にも子宮底の位置を確認してもらうとよい

産後2日め
臍の下指2〜3本分

産後1日め
臍の下指1〜2本分

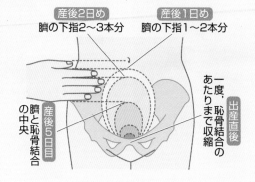

産後5日目
臍と恥骨結合の中央

出産直後
一度，恥骨結合のあたりまで収縮

[指の幅で測定する場合]
・臍または恥骨結合上縁を基準とし，子宮底との位置関係を確認する

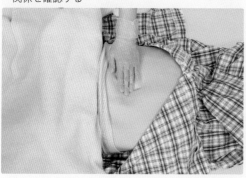

Point

結果は「臍下○横指」「臍上○横指」「臍恥中央」「恥骨上○横指」のように示す．臍下4横指までは臍を基準，それ以上下降している場合には恥骨結合上縁を基準とする

[メジャーで測定する場合]
・メジャーの「0」点を恥骨結合上縁中央に当て固定し，子宮底までの長さを測定する

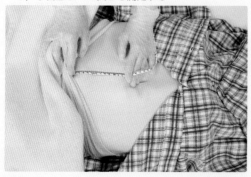

Point

測定する際には両膝を伸ばしてもらう

 6 測定後，衣類を整える

これで終わります．ありがとうございました．子宮の収縮状態はとても順調です

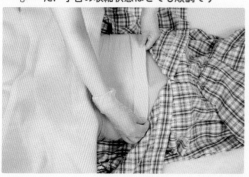

7 終了後に手袋を外し，手洗いをする　　**根拠** 感染予防のため

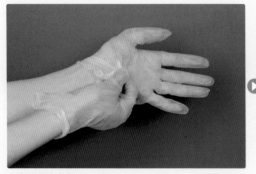
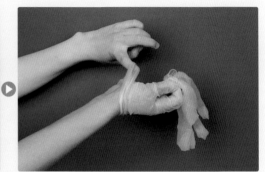

手袋の表面が自身の手に触れないように注意しながら手袋を外す

■ 悪露・外陰部の観察

（目的）

● 悪露の色・量・臭いを確認し，子宮収縮状態などと合わせて評価することで，子宮復古不全を早期に発見する．また縫合部の癒合状態を観察し，感染や血腫，離開などの異常の有無を確認する

（環境整備）

● 陰部を露出することになるため，カーテンや扉を閉めるなどのプライバシーや室温に配慮する

（必要物品）

● ディスポーザブル手袋，（必要時）ディスポシーツ

手順

動画
▶
4-3

1 褥婦に目的を伝える

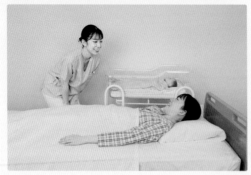

今から悪露の状態とおしもの傷の状態を確認させていただいてもよろしいでしょうか

Point

陰部を露出することは褥婦にとって羞恥心を伴う．そのため，陰部を露出することになる観察を一緒に行うことで，褥婦の負担を軽減することが重要である

2 ディスポーザブル手袋を装着する
3 褥婦に膝を立て，少し足を開いてもらい，膝下に掛け物をかける

（根拠）感染予防のため
（根拠）膝を立ててもらうことで外陰部の観察も同時に実施できるため

少し足を開いて膝を立てていただけますか

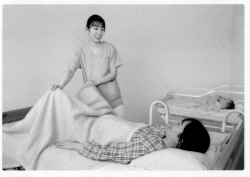

動画
▶
4-4

4 産褥ショーツの前を開け，外陰部からナプキン上部を外す

 ショーツを開けますね

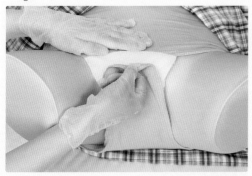

 Point

通常のショーツの場合は，腰下にディスポシーツを敷き，褥婦自身に脱いでもらう

5 子宮底を軽く圧迫し，悪露の排出の有無を確認する．また，同時に外陰部の腫脹や発赤，血腫，離開の有無を確認する

 少しおなかをおします．痛かったら教えてください

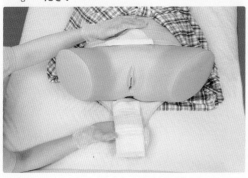

根拠 子宮底を圧した際に悪露の排出がある場合，子宮収縮が不良な場合があるため

 Point

出産後数日は浮腫が残る場合がある．創部周囲を触診して軟らかければ問題ないが，硬い場合には感染の可能性がある

6 悪露の色や性状，量を確認する

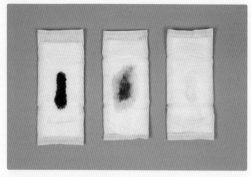

Point

悪露の量が多い場合は，前回，ナプキンを交換
した時間を尋ね，正常範囲かどうかを判断する

7 観察後，衣類を整える

 これで終わります．悪露もおしもの状態も問
題ありません

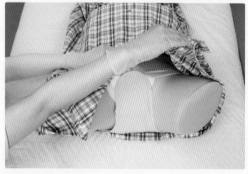

8 終了後に手袋を外し，手洗いをする

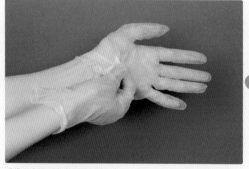

手袋の表面が自身の手に触れないように注意しながら手袋を外す

根拠 感染予防のため

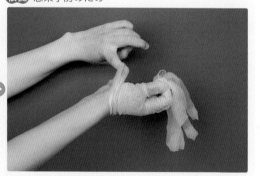

乳房・乳輪の状態・乳汁分泌状態の観察

目的

● 授乳に適した乳房や乳輪の状態かどうかを観察する．また，母乳栄養が確立できるかの指標として，乳汁分泌状態を観察する

環境整備

● 乳房を露出することになるため，カーテンや扉を閉めるなどのプライバシーや室温に配慮する

必要物品

● ディスポーザブル手袋

手順

動画 4-5

1 褥婦に目的を伝える

今からお胸の状態を確認させていただいてもよろしいでしょうか

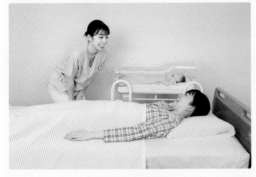

2 ディスポーザブル手袋を着用する

3 乳房，乳頭が観察しやすいように褥婦の身支度をする

お胸を出していただいてもよろしいですか

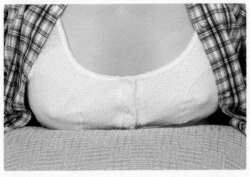

動画 4-6

4 乳房・乳頭の形態を観察する

根拠 感染予防のため

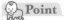**Point**

羞恥心に配慮するため，必要最低限の露出になるよう配慮する

根拠 乳房の型や乳頭の形態によって，乳房トラブルの発生状況が異なるため

乳房の タイプ	Ⅰ型	Ⅱa型	Ⅱb型	Ⅲ型
			おわん型	下垂が 著しい 大きい
特徴	扁平	下垂を 伴わない	下垂 している	

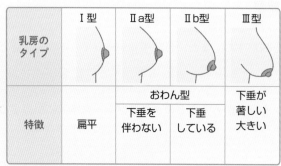

乳房の形態

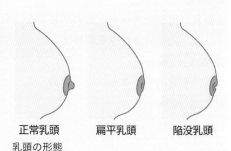

正常乳頭　　　扁平乳頭　　　陥没乳頭

乳頭の形態

5▶ 乳房の異常（発赤，緊満，腫脹など）や乳頭の異常（発赤，亀裂，腫脹など）を観察する

根拠 乳房や乳頭の異常がある場合，効果的な授乳ができていない可能性が高い

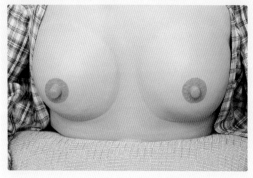

6▶ 優しく両手で乳房を包み込むように触診し，乳房の熱感や緊満感，疼痛，硬結を観察する

 少しお胸を触ります．痛いところはありますか？

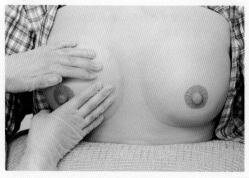

7▶ 利き手の母指と示指で乳頭をゆっくりと圧迫し，乳頭の硬さや伸展性を確認する

 Point

乳頭は耳たぶくらいの硬さであると，児は深く吸啜しやすい．また，ゆっくり圧迫することで開口している乳腺から乳汁が分泌されるため，開口している乳腺の数が観察しやすい
乳房を露出することは陰部の露出同様，褥婦にとって羞恥心を伴う．そのため，乳房を露出することになる観察を一緒に行うことで，褥婦の負担を軽減することが重要である

母乳の分泌の様子を確認します．痛かったら
教えてください

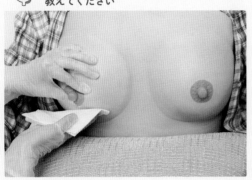

⑧ 乳腺の開口数や乳汁の色，射乳の有無を観察する

 Point

乳汁の色は，初乳の黄色～黄白色から，成乳の
乳白色に変化していく

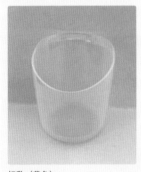

初乳（黄色）

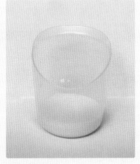

成乳（乳白色）

⑨ ディスポーザブル手袋を破棄し，手を洗う

▓ 全身状態の観察

目的

● 産褥期の母体の健康状態を把握し，順調な回復過程にあるかを確認する

手順

・褥婦の表情・全身に常に留意しながら，頭側から足先へと清潔・不潔の区別に留意しながら観察する

① 顔色，表情を観察する
② 貧血状態を観察する．褥婦の両側下眼瞼を母指で
優しく押し下げ，眼瞼結膜の色調を確認する
③ バイタルサイン（体温・脈拍・血圧）を測定する

Point

乳房が緊満している場合，腋窩温で測定すると
体温が高値を示す場合がある．その場合は感染
症の徴候と鑑別するために肘窩など別の場所で
測定する

4 子宮収縮状態を観察する（観察方法は別項参照）

5 悪露・外陰部の観察をする（観察方法は別項参照）

6 下肢浮腫の観察をする．母指で褥婦の脛骨全面を圧迫し，痕跡を観察する

7 褥婦の着衣，掛け物を整え，観察結果や経過を説明する

精神状態の観察

【目的】

● 産後は精神的状態が不安定になりやすく，産後うつ病などの異常を予防・早期発見する

【環境整備】

● 問診をする場合は，本当の気持ちを表出できるよう，プライバシーが保持された環境で実施する

【観察項目】

● ボンディング形成を阻害する因子の有無：母児の健康状態，成育歴，性格，価値観，家庭環境

● 妊娠・出産体験に対するとらえ方

　根拠 妊娠・出産に否定的感情を抱いている場合，出産後の精神状態が不安定になりやすいため

● 児へのかかわり方や表情

　根拠 精神状態が不安定である場合，児へのかかわり方や表情が希薄となることがあるため

● 褥婦の疲労の程度や疼痛の有無

　根拠 疲労や疼痛が強い場合，精神状態が不安定になりやすいため

● 自分自身に対する否定的言動や不安の有無

● マタニティブルーズ（涙もろさ，抑うつ気分など）の有無

　根拠 マタニティブルーズは産後入院中の出産後 3〜5 日を中心に生じるため

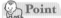 **Point**

身体的状態だけでなく，精神的状態も日々変化するため，褥婦の様子を日々注意深く観察する

B ケア技術

子宮の輪状マッサージ

- 子宮収縮状態を確認した際，不良であると判断される場合に実施する

目的

- 子宮収縮が不良の際，子宮収縮を促す

環境整備

- 腹部を露出することになるため，カーテンや扉を閉めるなどのプライバシーや室温に配慮する

必要物品

- ディスポーザブル手袋

手順

1 子宮収縮状態の観察をする

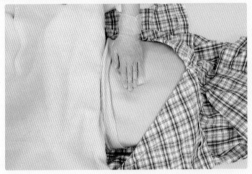

動画
▶
4-7

2 子宮収縮状態が不良と判断された場合，褥婦に目的を説明し，子宮底部をしっかりなでるように手を輪状に動かしてマッサージを行う

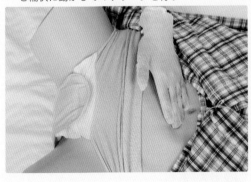

Point

輪状マッサージの前後での子宮収縮状態，子宮底の高さを比較しながら観察する

3 輪状マッサージをしながら，ショーツを外し，悪露の排泄状態を併せて確認する

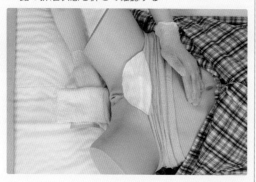

 Point

子宮収縮状態が不良で出血が持続する場合は，医師に報告し，子宮収縮薬の投与を検討する

▥ バースレビュー

(目的)

● 分娩体験を自由に語ってもらうことで褥婦自身が出産体験を意味づけ，自分のものとすることができ，母親役割獲得につながることが期待できる

(環境整備)

● 個人が自由に体験したことを語れるよう，リラックスできる環境をつくる

● バースレビューは出産体験を想起しやすい出産後 48 時間以内に実施するとよいとされている

手順

・バースレビューでは終始，受容的態度で共感・傾聴する姿勢をもち，褥婦の言葉を途中でさえぎらないようにかかわることが重要である

---

1 導入：出産をねぎらい，出産体験を想起できるような言葉がけをする

 出産お疲れさまでした．ご出産の時のことをお聞かせください

[わだかまりがあると思われる場合]
2 直面・意識化

 イメージしていたようなご出産でしたか？何か心に引っかかることはありますか？

3 悲嘆作業

その時はどのように感じましたか？今どのようなお気持ちですか？

(根拠) 悲嘆作業を行うことで，喪失によって生じた緊張が解放され，「すっきりした」などの解放感につながるため

C サポート技術

授乳指導

目的

● 母乳育児確立に向け，母児が安楽かつ効果的に授乳を行えるようにする

環境整備

● 乳房を露出することになるため，カーテンや扉を閉めるなどのプライバシーや室温に配慮する

手順

1 褥婦に目的を伝え，同席の許可を得る

 授乳の様子を観察させていただいてもよろしいでしょうか

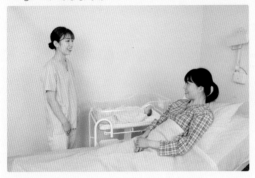

Point

自律授乳の場合，授乳時間は決まっていないため，母児の授乳のタイミングに合わせて同席許可をとる

2 授乳姿勢を観察し，必要に応じて指導する

根拠 適切な授乳姿勢をとることで乳頭トラブルを予防したり，深く吸着させたりすることができる

＜様々な授乳姿勢＞

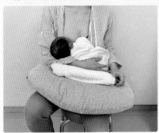

横抱き

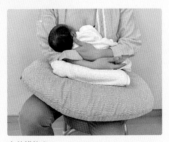

交差横抱き

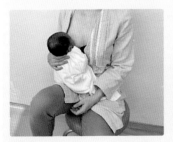

縦抱き

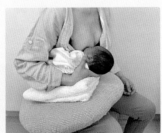

脇抱き（フットボール抱き）

Point

適宜クッションや枕を使用し，安楽な姿勢を保持できるようにする．また授乳姿勢を変更する場合は，児の転落に注意する

第**4**章

産褥期

安楽な姿勢のための観察項目

....

☐ 母親の姿勢がリラックスしている
　　・肩が上がり，緊張した状態になっていない
　　・手に無理な力が入っていない
　　・足元が不安定ではない
☐ 児の耳，肩，腰のラインが一直線に支えられ，乳房の方を向いている
☐ 児の身体全体が母親のほうを向いて密着している
☐ 児は身体全体を支えられている
☐ 児の鼻と乳頭が向き合っている
☐ 母親が乳房を支えている場合は，乳頭や乳輪から手が離れている

---

3 吸着の様子を観察し，適宜指導する[*1]

(根拠) 深く吸着させることで乳頭トラブルを防ぎ，児は効果的に乳汁を飲みとることができるため

＜吸着の方法＞

❶母親は児を密着するように抱き，児の頭が後屈するように背中から頭を支える

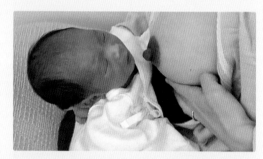

❷新生児の口唇を乳頭で刺激し，児が自分で乳頭を探すのを待つ

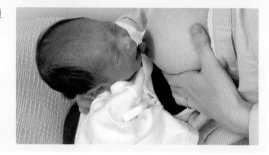

ひとくちメモ

＊1：　**吸着が浅い場合**
　　　吸着が浅く，効果的でない吸啜が続くと，乳頭に損傷や亀裂が生じる可能性が高い．
　　　そのため，吸着が浅い場合には一度児を乳房から離し，再度深く吸着しなおす．その際，母親の指を児の口角から入れて離すようにすると乳頭に負荷がかかりにくい．

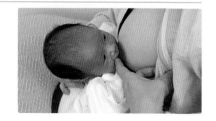

❸児が口を大きく開けたタイミングで乳頭を口の中に含める

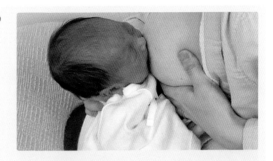

❹乳輪部まで新生児の口に含まれているか確認する

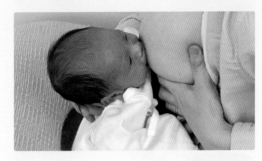

第**4**章

産褥期

適切な吸着のための観察項目

☐ 児の口が大きく開いている（140〜160°）

☐ 児の下顎が乳房に触れている

☐ 上下の口唇が外側にめくれている

☐ 授乳終了後に乳頭が扁平になっていたり，つぶれたりしていない

☐ 児の嚥下音が聞こえる

⬛4 授乳中の母児の様子を観察する．母児の状況に応じ，以下の指導方法を選択する

＜ハンズオフ＞

・母児が2人で授乳姿勢や吸着を工夫し，看護師は見守りながら助言する

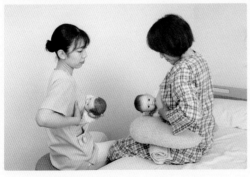

根拠 最初の授乳姿勢と吸着を維持できているか確認するため

 Point

母親が自分で授乳をするほうが学習効果は高い．ハンズオフの場合，看護師は人形などを用いて指導すると母親は理解しやすい

<ハンズオンハンズ>
・母親の手に看護師が手を添えて含ませ，くわえ方を修正する

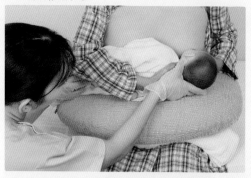

<ハンズオン>
・直接看護師が乳房や児に触れて介助する

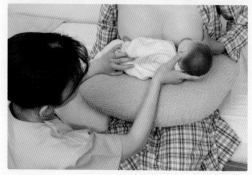

▥ 産褥体操[*2]

目的

- 弛緩した筋肉や靱帯の緊張を回復する
- 妊娠中に変化した姿勢を矯正する
- 血液循環や疲労回復を促し，子宮復古を促進する
- 褥婦自身の健康に対する関心を向上させる

環境整備

- 授乳間隔や休息状況から実施しやすい時間帯を選択し，リラックスして実施できる場所を選択する
- 入院中，ベッド上で実施する場合には，転落防止のためベッド柵を上げて行う

必要物品

- マット（床で実施する場合）

ひとくちメモ

*2： 留意点
 ①褥婦の状態が次のような場合には，開始時期や実施内容を考慮する．疲労が強い場合，発熱している場合，帝王切開術後の場合，循環器系・呼吸器系・泌尿器系・股関節などに疾患がある場合，産褥血栓症がある場合．
 ②実施する場合は，腹式呼吸や胸式呼吸，手関節や足関節の軽い運動から始め，産褥経過に応じて徐々に腹筋運動，骨盤傾斜運動，全身運動へと拡大する．

手順

1 褥婦に目的を伝え，環境を調整する

 今から産褥体操を行いましょう．産褥体操には血液の循環をよくしたり，子宮の収縮を促したりする効果があります．簡単な体操から始めていきたいと思います

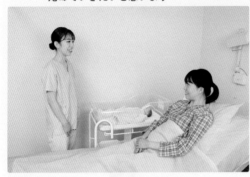

根拠 目的や必要性を理解することにより，褥婦自身が積極的に産褥体操を行えるため

2 産褥体操を具体的に指導する

Point
看護師が付き添って指導すると褥婦は理解しやすい

3 足首の伸展・屈曲運動：両足同時に 5〜10 回実施した後，左右交互に 5〜10 回行う

根拠 足首の伸展・屈曲を行うことで，下肢の筋肉が収縮，血流が促進し，下肢の浮腫や倦怠感の軽減につながるため

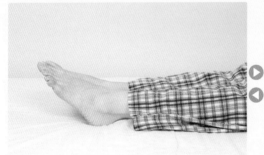
両足同時に伸展させる

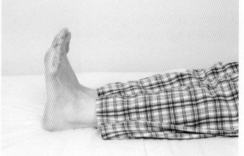
屈曲させる

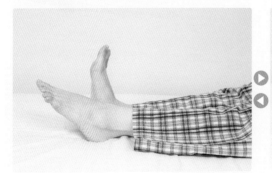
左右交互の伸展・屈曲させる

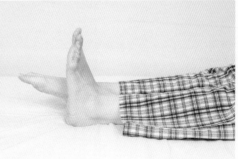

第**4**章

産褥期

4 首や肩関節の運動：首や肩甲骨を回す

根拠 産褥期は授乳によって首や肩の筋肉の緊張が続き，首や肩がこりやすい．首や肩を回すことで血流が促進され，こりの解消につながるため

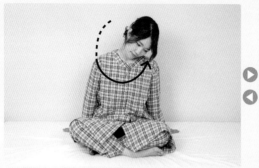

首を回す

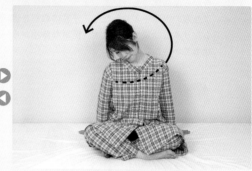

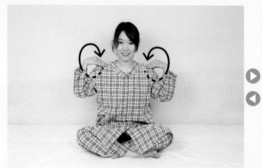

肩を回す

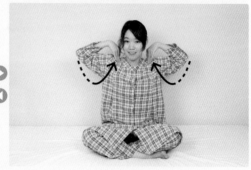

5 骨盤底筋群の強化
　❶仰臥位で膝を立て，両手手掌をベッドにつけて腰の上げ下げをする

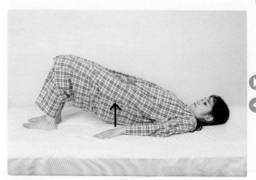

腰を上げる

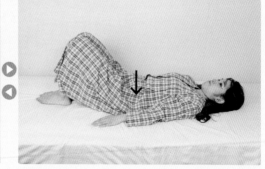

下げる

❷仰臥位で膝を立て，肛門を 10〜20 秒引き締めた後，同じ時間肛門をゆるめる．この動作を 5〜10 回繰り返す

根拠 腰を上げることにより骨盤底筋の緊張が高まり，弛緩の改善につながる．また，肛門の引き締め運動は腟壁の引き締め運動にもなるため，骨盤底筋群の強化につながるため

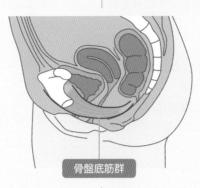

骨盤底筋群

❻ 下肢の運動：仰臥位となり，両手掌をベッドにつけて身体を支え，片足ずつ体幹との角度が 90° になるようにまっすぐ足を上げる．10〜20 秒姿勢を保持し，その後ゆっくりと足を下ろす．この動作を両脚交互に 5〜10 回行う

根拠 下肢を上げることで骨盤底筋・腰筋を緊張させ，それらの筋肉の弛緩改善につながるため

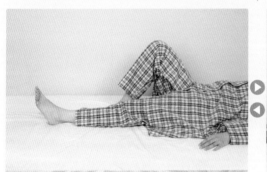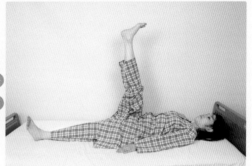

下肢を上げる

退院後の生活を見据えた指導

目的

● 退院後も母児ともに身体的・精神的・社会的変化が続き，慣れない育児に母親は不安や戸惑い
を感じやすいことから，退院後の生活を安心して迎えられるようにする

[退院指導内容（例）]

● 産後の身体と心の変化

● 産後の1ヵ月健診までの過ごし方

● 新生児の正常・異常と観察方法

● 新生児のよくあるトラブルと対処法

● 新生児の望ましい環境

● 乳幼児に生じやすい事故

● 母児ともに病院受診が必要となる症状

● 家族計画と避妊方法

● 退院後に活用できる育児支援サービス

2-2 帝王切開術

　帝王切開後の看護では，産褥期の看護に加え手術後の看護が必要になる．また，産褥経過に与える帝王切開の影響についても考慮しながら支援することが求められる

A 観察技術

子宮収縮状態の観察
- 帝王切開後は安静臥床時間が長いことや子宮口が閉鎖していることから，悪露が子宮内に停滞しがちとなり，経腟分娩に比べて子宮復古は遅延しやすい
- 帝王切開の場合，切開創が横切開であれば恥骨結合上に，縦切開であれば臍から恥骨結合にある．それぞれ創部を覆うガーゼが貼付されているため，メジャーで正確に子宮底長を測定することは困難である．したがって，ガーゼ上から創部に触れないように注意しながら，子宮体部の左右から触診を行い，子宮収縮状態を観察する．褥婦の臍から子宮底までの長さを看護師の手指幅で測定できる場合は測定する

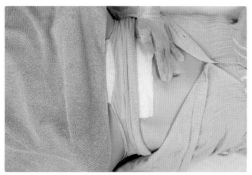
横切開の場合

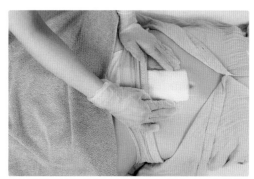
縦切開の場合

悪露の観察
- 帝王切開の場合，子宮口が未開大の場合も多く，術後ベッド上に臥床しているため悪露が排出されにくい．そのため，子宮復古が遅延するだけでなく，子宮内感染が起こりやすい
- 離床が進み，トイレ歩行が可能になるまでは褥婦自身でパット交換をすることができないため，看護師が定期的にパット交換を行う

乳汁分泌状態の観察
- 帝王切開分娩では経腟分娩に比べて授乳の開始が遅れやすい．そのため，母乳分泌に必要なオキシトシンやプロラクチンの分泌が遅れることで母乳育児確立が遅延する可能性がある．したがって，術後の経過や褥婦の希望を考慮しながら，早期から乳頭刺激などの支援や指導を実施する

全身状態の観察（創部を含む）
- 帝王切開分娩は外科的侵襲を受けているため，経腟分娩に比べ，より全身状態に注意して観察することが必要である．特に帰室後2時間以内は不安定な時期であるため，30分ごとに観察

することが望ましい（異常所見がみられる場合には観察間隔をより短く設定する）

■ **観察項目**
- バイタルサイン
- 子宮収縮状態（子宮底の高さ，硬度）
- 悪露の量と性状
- 創部の状態（出血，発赤，腫脹，熱感の有無）
- 疼痛（後陣痛や創部痛，頭痛など）の有無と程度
- in-out バランス（留置カテーテル挿入中）
- 尿意・尿量・残尿感の有無（留置カテーテル抜去後）
- 排ガス・腸蠕動の確認

精神状態の観察
- 帝王切開で出産した褥婦の中で経腟分娩への意識が高い場合，帝王切開による不全感や自責の念を抱きやすいといわれている．特に緊急帝王切開術は情報提供から分娩までに十分な時間がとれないため，帝王切開に対する受容ができず，不安や悲しみなどの否定的感情を抱く可能性がある．その一方，帝王切開により母児の命が救われたことでの幸福感や解放感を抱く場合もある
- 帝王切開後の褥婦は経腟分娩と比べ，全身の回復に時間がかかるため，授乳などの育児がうまくいかないことでの苛立ちや自信の喪失を招く可能性がある

活動拡大状態の観察
- 帝王切開後は静脈血栓塞栓症（venous thromboembolism：VTE）を発症しやすい状態である．予防のためにも，術後1日目には離床を開始する
- 早期離床が安全に実施できるか，以下のアセスメントを行う
  ①バイタルサイン
  ②下肢の麻痺やしびれの有無（硬膜外麻酔の効果が下肢に広がっていないかどうか）
  ③疼痛コントロールの状況
  ④褥婦の離床に対する意欲
- 離床はギャッジアップ→端坐位→起立→足踏み→歩行開始の順で段階的にゆっくり行う．第1歩行を開始する際には起立性低血圧やVTEを発症しやすいため，バイタルサインの変化や自覚症状の変化がないか注意深く観察し，評価しながら進める

B ケア技術

授乳姿勢（添い寝授乳）の介助

目的

● 帝王切開後も経腟分娩同様，早期授乳が必要であるが，創部痛があり自由に身体を動かすことができないため介助する

環境整備

● 母児の安全安楽に配慮し，支援者の見守りのもとで実施する

必要物品

● 枕，タオル

手順

1 ベッドを平らにし，ベッド柵は上げておく

根拠 母児の転落防止のため

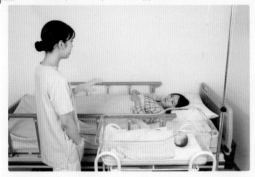

2 母親がもたれられるよう，背中とベッド柵との間に枕や丸めたタオルを入れる

 Point

枕やタオルは多めに準備しておく

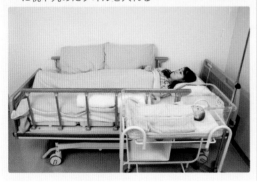

3 授乳する側のおなかが下になるよう，ゆっくり横向きに体位交換する

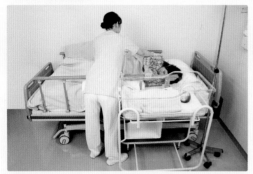

Point

母親にベッド柵をもってもらうと横向きになりやすい．必要時介助を行う

4 両足の間や腹部に小さな枕やクッションなどをはさみ，背中の枕にもたれかかってもらう

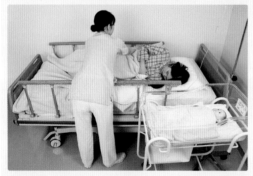

根拠 母親が余計な力を入れず，安楽な姿勢をとれるようにするため

5 児を母親のベッドに寝かせ，母親と児のおなかが向き合うようにする

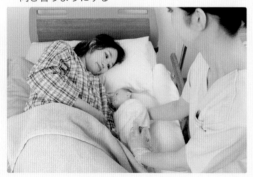

6 深い吸着ができるよう，タイミングを合わせ吸着
させる

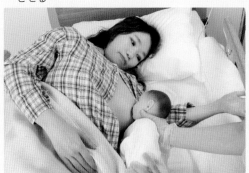

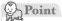 **Point**

添い寝授乳では深く吸着しにくいため，乳頭痛
や乳頭亀裂を発症させないように注意する

C サポート技術

授乳指導

- 帝王切開後は創部に配慮した授乳姿勢をとることが必要であり，フットボール抱きが適している
- 創部痛がある場合，適切な授乳姿勢の保持が難しくなるため，疼痛コントロールも重要である

2-3　産後健診

　褥婦は退院後，生後間もない児を 24 時間育てる母親としての生活が始まる．日々正解のない育児に追われる中，様々な育児不安や疲労感が重なり，身体的・精神的不調が生じやすい．そのため，母児の安全や安心，ひいては育児を楽しむことができるよう，退院後も健診の機会を通し母児の状態を確認し，ニーズに応じた支援をすることが必要である

A　観察技術

メンタルヘルスの観察

- 産後うつ病の予防・早期発見は，その後の母児およびその家族のヘルスケアにおいて重要である．産後のメンタルヘルスの状態を把握するため，活用するスクリーニングツールとして，以下のようなものがあげられる

①育児支援チェックリスト→育児環境の確認

②エジンバラ産後うつ病質問票→産後うつ病などの精神状態の把握

③赤ちゃんへの気持ち質問票→ボンディング形成の確認

- メンタルヘルスに関するスクリーニングへの回答や問診は，自分の本当の気持ちを表出できるよう，プライバシーが確保できリラックスした環境で実施する

- 母親の表情が硬い，無表情，会話の受け答えや動作が遅いなど，健診時の褥婦の様子も観察し，スクリーニングツールと併せて総合的に判断することが重要である

第 **4** 章

産褥期

B サポート技術

授乳指導

- 退院後，自宅での母乳育児生活が始まると，乳頭・乳房の疼痛や不快感，頻回な直接授乳による睡眠不足，サポート不足による疲労感・不安感をもつ母親が多い
- まずは最近の授乳の様子，困っていること，わからないこと，不安なことなど母親の訴えをよく聞き，乳房・乳頭の状態を観察する．乳房が硬く，乳頭の伸展性が不良な場合には，母親自身ができるセルフケアを指導する
- 可能であればその場で授乳の様子を観察する．乳房・乳頭のトラブルは不適切なポジショニングや吸着により，児の吸啜が浅くなることで生じている場合が多いため，実際に授乳をしながら指導することで，褥婦自身が自分に合った方法を実感できるようにする
- 健診時に児の体重を測定し，退院後，1日あたりの体重増加量を評価する．1日あたり18〜30 g/日以上であれば発育良好と考える．一方，体重増加不良の場合は，授乳回数や直接授乳の手技，乳汁分泌量などから総合的にアセスメントし，必要な支援を行う

予防接種の進め方の指導

- 新生児は母体からの移行抗体によって感染から守られているが，移行抗体は次第に減少し，生後6ヵ月でほぼ消失する．そのため，生後6ヵ月までに予防接種が完了できるよう，健診では予防接種に関する情報や具体的な接種スケジュールを確認し，生後6ヵ月までにそれぞれのワクチン接種を完了できるよう支援する

日本小児科学会が推奨する予防接種スケジュール

[日本小児科学会：日本小児科学会が推奨する予防接種スケジュール（2024年4月改訂版）．<https://www.jpeds.or.jp/uploads/files/20240401_vaccine_schedule.pdf>（2024年4月2日閲覧）より許諾を得て転載]

現在の生活に対する指導

● 母子だけの時間が長い，育児でわからないことがある時も相談相手がいない，家事を一人で担っているなどの場合，褥婦の身体的・精神的な負担は大きい．また，里帰り中でも実母に悩みを打ち明けられない，甘えられないなど褥婦自らの母子関係に葛藤がある場合や，里帰り中は十分なサポートが得られたとしても自宅に戻った後にサポート不足の場合もある．そのため，実質的なサポート状況を確認し，必要時社会資源の情報提供を行う

● 退院後，褥婦は育児をする中で様々な不安や悩みを抱えていることが多い．生活の中で感じる不安や悩みを傾聴し，必要な情報を提供したり，頑張りをねぎらったりすることで前向きに子育てに取り組めるようかかわる

外国人妊産婦を受け持つ際のコミュニケーションのポイント

　日本における定住外国人は，増加の一途をたどっている．在留外国人の年齢分布としては，20〜29歳をピークに年齢上昇に伴い減少しているが，生殖可能年齢にある対象も多い．カップルの国籍の組み合わせとして，1990年代は，日本人夫，外国人妻の組み合わせのカップルが多かったが，現在は夫婦ともに外国人のカップルが最も多く，全出生数の約2.2％を占めている（厚生労働省人口動態統計，2022より）．国籍別にみると，母親の国籍で最も多いものは中国23％で，次いでフィリピン，ブラジルである（厚生労働省人口動態統計，2022より）．

　周産期において，妊娠，出産，育児といった事象は，その女性の基盤となる文化的価値観が大きく影響するといわれている．新しい家族の誕生は，そのものが役割変化などで大きなストレスがかかる中で起こるが，異文化での妊娠・出産はそれに加えて障壁がある．

　外国人支援で大きな障壁としては言語・コミュニケーションの問題，文化や慣習の問題がしばしばあげられる．医療者として，多様性を認め，文化的背景を理解し価値観を尊重するケアは重要である．しかしそれに加え，健康に妊娠・出産・育児ができるための専門的知識や施設での制約も踏まえながら，医療的・看護的に支障をきたすような場合には変更・調整していくことも時に必要である．また，信頼関係の確立を行うこと，インフォームドコンセントをしっかり行いながら医療を提供することが大切である．以下は，「**コミュニケーションとケアのポイント**」である．

- 先入観でステレオタイプな見方をしない
- 相手を理解する
- 相手の状況を想像する
- 苦手意識を払しょくする（日本人同様にケアされる対象である）
- 言語・コミュニケーションの工夫（わかりやすい言葉の選択，通訳，言語ツールの活用，視覚的資料，メモやジェスチャーの活用）
- インフォームドコンセントの確認
- 文化・慣習の理解と尊重，病院での実施可能性の調整
- キーパーソン（パートナー，実母，義母，その他友人）との関係性の確認と，それらを巻き込んだ支援
- 地域への橋渡し，社会資源の活用

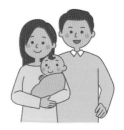

　また，外国人への有益な情報提供をしている団体の資料を活用することも有益である．

外国人母子支援のための参考資料・URL

- 日本助産師会：日本で暮らす外国からきた母子や家族への支援．<https://www.midwife.or.jp/general/global.html>（2024年2月26日閲覧）
- かながわ国際交流財団：外国人住民のための子育て支援サイト．<http://www.kifjp.org/child/supporters>（2024年2月26日閲覧）
- 多文化医療サービス研究会-RASC（ラスク）-．<https://rasc.jp>（2024年2月26日閲覧）
- Mother's Tree Japan：日本にくらす外国人女性の産前産後サポートと多文化共生子育て．<https://mothers-tree-japan.org>（2024年2月26日閲覧）

第 5 章

新生児期

1 新生児期のケアの特徴

新生児期とは

● 新生児期とは，生後28日未満の時期をいいます．また，その時期にある児を新生児といいます．日齢0，生後0日などと満日数で表記されます．

新生児期の分類

● 日数により，2つの分類があります．日齢7日未満を早期新生児期，日齢7日以降から日齢27日までを後期新生児期と表現します．

新生児の分類

▷ **在胎週数による分類**
・早産児：22週0日〜37週未満（＝36週6日）
・正期産：37週0日〜42週未満（＝41週6日）
・過期産：42週0日以降

▷ **出生体重による分類**
・低出生体重児：2,500g未満
・極低出生体重児：1,500g未満
・超低出生体重児：1,000g未満
・巨大児：4,000g以上
・超巨大児：4,500g以上

▷ **在胎週数の標準体重と比較した新生児の分類**
・AFD…appropriate for date（10〜90パーセンタイル）
・SFD…small for date（10パーセンタイル未満）
・HFD…heavy for date（90パーセンタイル以上）

新生児期の特徴

● 新生児期の特徴としては，主に以下があげられます．

①新生児は妊娠中の母体の状態や分娩経過に大きく左右される
②新生児は異常が発生しやすい
③ハイリスク新生児は特別に管理する必要がある
④新生児は出生後，母親の影響を強く受ける
⑤新生児は生活の基本的ニーズを守られる必要がある
⑥新生児は社会生活の一員としての出発点に立っている

● このような特徴を踏まえ，新生児は脆弱であり特別なケアが必要であり，母親の背景，妊娠・

分娩・産褥経過も含めて母子一対の視点で新生児をとらえ，ケアを行う必要があります．さらに，家族背景や児をとりまく社会環境も含めてケアを考えていく必要があるといえます．胎外生活への適応状態を評価しながら，出生前，出生時，出生後の経過からのリスクを把握し，生理的範囲を逸脱しないよう予防的なケアを行うことが必要です．

● また，新生児の発達課題として周囲への信頼獲得があります．主に泣くことで欲求を伝える新生児に対し，成人同様一人の人間として尊重し，丁寧な声かけを行い笑顔でケアを実施します．新生児に慣れていないと，小さくやわらかい新生児に対し，泣きに対しても過剰に緊張してしまうかもしれませんが，新生児は全身を使って感情を表現しています．児の表情や動きの変化もよく観察し，話しかけ，コミュニケーションをとりながらケアを行いましょう．

<table><tr><td>2</td><td>新生児期の看護技術</td></tr></table>

A 観察技術

● 観察の視点については，出生直後，ある程度呼吸循環動態が適応した 24 時間以降など，時期によっても特に注目したい視点が異なる

a. 出生直後のケア

目的

● 体内環境から子宮外生活に移行する際，呼吸・循環などの出生直後のダイナミックな生理的変化に対し，胎外生活への適応状態を評価し，生理的範囲の逸脱を予防する

環境整備

● 出生直後は胎内に比べて低い環境温度にさらされる．羊水でぬれており蒸散により急激に体温が低下しやすいため，室温管理も含め，保温に配慮し環境整備を行う（室温 25～28℃，湿度 50～60%）

● 必要な機材，薬剤がそろっているか，故障せず正常に使用可能か確認をして蘇生に備えるための準備をしておく

● 事前に母体と胎児の情報収集（在胎週数，推定体重，合併症の有無，妊娠・分娩経過中の異常など）を行い，リスクがある場合は特に人的要員を集めておく

必要物品

● インファントウォーマー（吸引，酸素），パルスオキシメーター，バスタオル 2 枚（乾燥用），フェイスタオル 2 枚（顔面清拭・肩枕用），バルブシリンジ，吸引チューブ，新生児用バックバルブマスク，聴診器，タイマー，蘇生用物品（咽頭鏡，薬剤，生理食塩水など），新生児蘇生法（NCPR）アルゴリズム，手指消毒液，手袋，ガウン，第一標識，第二標識，アルコール綿（臍消毒用），点眼，アルコール綿（使用後器具消毒用）

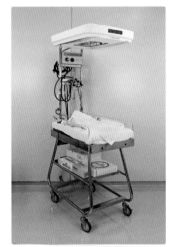

インファントウォーマー

> **Point**
> インファントウォーマー，タオル，聴診器などの使用物品はあらかじめ十分に温めておく

アプガースコアの測定

● 出生直後の児の状態の評価にはアプガースコアを用いる．7～10 点が正常，4～6 点が軽度仮死，0～3 点が重症仮死とされる

アプガースコア

採点項目 ＼ 点数	0点	1点	2点
皮膚の色	全身チアノーゼ, 蒼白	体幹は淡紅色, 四肢はチアノーゼ	全身淡紅色
心拍数	なし	ゆっくり（1分間100回未満）	1分間100回以上
刺激に対する反射*	なし	顔をしかめる	せきまたはくしゃみ
筋緊張	弛緩	四肢をいくらか曲げる	活発に動く
呼吸努力	なし	弱く泣く	強く泣く

＊：刺激の例として, 口鼻腔吸引の際の例をあげた. 「2点」は刺激に対する反応の程度が大きいことを示し, 刺激の方法によって「せきまたはくしゃみ」の表現（指標）がたとえば「強く泣く」などに変化する

手 順

1 出生とともにタイマーをおす
2 出生後1分後, 5分後に採点する
3 5分後のアプガースコアが7点に満たない場合, 7点以上になるまで, 5分ごとに生後20分まで評価する

根拠 1分後は出生時の状態, 5分後は児の神経学的予後と強く相関するとされる

初期蘇生

● 順調な妊娠・分娩経過であった場合でも, 約10％の新生児は呼吸循環動態の移行が順調に進行せず, サポートが必要であり, そのうち約1％は救命のために本格的な蘇生手段（胸骨圧迫, 薬物治療, 気管挿管）を必要とする. そのため, 出生直後の新生児の心肺蘇生法を効果的に行うには, 児の状態を迅速に, かつ適切に評価する必要がある

● 臨床で使用されている初期蘇生の手順として, 「新生児蘇生法（NCPR）アルゴリズム2020」が用いられている

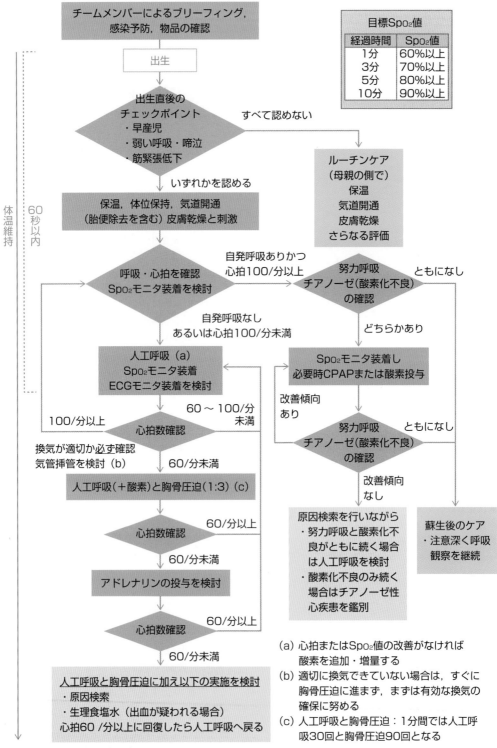

目標Spo2値	
経過時間	Spo2値
1分	60%以上
3分	70%以上
5分	80%以上
10分	90%以上

チームメンバーによるブリーフィング，
感染予防，物品の確認

出生

出生直後の
チェックポイント
・早産児
・弱い呼吸・啼泣
・筋緊張低下

すべて認めない

ルーチンケア
（母親の側で）
保温
気道開通
皮膚乾燥
さらなる評価

いずれかを認める

保温，体位保持，気道開通
（胎便除去を含む）皮膚乾燥と刺激

呼吸・心拍を確認
Spo2モニタ装着を検討

自発呼吸ありかつ
心拍100/分以上

努力呼吸
チアノーゼ（酸素化不良）
の確認

ともになし

自発呼吸なし
あるいは心拍100/分未満

人工呼吸（a）
Spo2モニタ装着
ECGモニタ装着を検討

どちらかあり

Spo2モニタ装着し
必要時CPAPまたは酸素投与

改善傾向
あり

100/分以上

心拍数確認

60～100/分
未満

換気が適切か必ず確認
気管挿管を検討（b）

60/分未満

努力呼吸
チアノーゼ（酸素化不良）
の確認

ともになし

人工呼吸（＋酸素）と胸骨圧迫(1:3)（c）

改善傾向
なし

心拍数確認

60/分以上

60/分未満

アドレナリンの投与を検討

原因検索を行いながら
・努力呼吸と酸素化不
良がともに続く場合
は人工呼吸を検討
・酸素化不良のみ続く
場合はチアノーゼ性
心疾患を鑑別

蘇生後のケア
・注意深く呼吸
観察を継続

心拍数確認

60/分以上

60/分未満

人工呼吸と胸骨圧迫に加え以下の実施を検討
・原因検索
・生理食塩水（出血が疑われる場合）
心拍60/分以上に回復したら人工呼吸へ戻る

（a）心拍またはSpo2値の改善がなければ
酸素を追加・増量する
（b）適切に換気できていない場合は，すぐに
胸骨圧迫に進まず，まずは有効な換気の
確保に努める
（c）人工呼吸と胸骨圧迫：1分間では人工呼
吸30回と胸骨圧迫90回となる

体温維持　60秒以内

2020年版 NCPR アルゴリズム

［日本蘇生協議会：2020年度版 NCPR アルゴリズム．＜http://www.ncpr.jp/guideline_update/pdf/ncpr_algorithm2020.
pdf＞（2024年2月26日閲覧）より引用］

手順

1. 児出生前にチームメンバーによるブリーフィング，感染予防，物品の確認を実施しておく

2. 標準予防策（スタンダードプリコーション）に則り，手指消毒を実施し，必要時手袋・防護具を装着する

3. 出生直後の新生児の状態を評価し，アルゴリズムの手順に沿ってケアを行う

4. 最初のチェックポイントは3点，「正期産児か」「呼吸や啼泣は良好か」「筋緊張は良好か」である．これらに問題がなければ，母親のそばでルーチンケアを行う

5. ルーチンケアのポイントは3点，保温（必要であればインファントウォーマーを使用），気道開通（鼻や口の分泌物を拭う），皮膚乾燥（タオルで拭いて，ぬれたタオルは交換して拭いて乾かし，熱の喪失を防ぐ）を行う

6. 早産児・弱い呼吸・啼泣・筋緊張低下を認めた場合，保温，体位保持，気道開通（胎便除去を含む）皮膚乾燥と刺激を行い，呼吸・心拍を確認し SpO_2 モニタ装着を検討する

7. 「自発呼吸あり，かつ心拍 100/分以上」の場合，努力呼吸・チアノーゼ（酸素化不良）の2点の確認を行い，SpO_2 モニタ装着・呼吸補助の必要性について検討する．「自発呼吸なし，あるいは心拍 100/分未満」の場合，人工呼吸，SpO_2 モニタ装着，心電図（ECG）モニタ装着を検討する
（※ここまでを 60 秒以内には実施する）

8. その後もアルゴリズムに沿い，評価結果に基づき処置を実施する

根拠 低体温に陥ると，末梢循環悪化から低血糖や代謝性アシドーシスに陥る危険性があるため，保温と皮膚乾燥は重要である

▓ その他の児の評価の指標：シルバーマンスコア（リトラクションスコア）の測定

● 呼吸障害の程度を判定する．成熟児は2点以上が呼吸障害とされ，2〜4点が呼吸窮迫，5点以上が重篤とされる

● 呼吸状態は，呼吸数や肺音，経皮的酸素飽和度（SpO₂）などとも合わせて評価する

シルバーマンスコア

	上胸部	肋間の陥没	剣状突起の陥没	鼻孔の拡大	呼気時のうめき声
0点	胸と腹とが同時に上下する	なし	なし	なし	なし
1点	呼気の時に胸が遅れる	わずかにみえる	わずかにみえる	軽度	聴診器でのみ聞こえる
2点	シーソー運動（腹が上がると胸が下がる）	著明	著明	著明	耳で聞こえる

▓ 標識装着

● 新生児の取り違え事故防止のため標識装着を行う

手順

1. 母子標識（第一標識：母児一対で同じIDが記載されたもの），ネームバンド（第二標識：母親の名前ベビーと記載されたものが一般的）を準備する．それぞれのID番号と名前が同じであることを確認する

2. 母親に名前をフルネームで名乗ってもらい医療者が標識とネームバンドの名前と一致しているか確認する

3. 母親に標識とネームバンドの名前を目視で確認してもらう

4. 児の足または手に装着する．新生児の皮膚は傷つきやすいため，きつくしめ過ぎないようにする必要はあるが，外れないような程度で調整する

（根拠）新生児は動きが活発で標識が外れやすいため，毎回ケアの度に装着されているか，皮膚損傷がないかを確認をする

（お母様に）お名前をフルネームで教えていただいてもよろしいでしょうか．ネームバンドのお名前に間違いがないかを確認していただいてもよろしいでしょうか
（児に）（左）足にネームバンドをつけるね

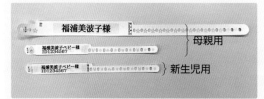

臍処置

● 児の全身状態が安定したら，感染予防のため臍処置を行う

手順

1 出生時，2〜3cm 上をクリップで結紮し切断してある．切断面表面，全体をアルコールで消毒する

2 ドライコードケアを行うため，臍をおむつから出し乾燥を促す　　**根拠** 沐浴部分の臍処置参照（p167）

点眼

● 児の全身状態が安定したら，感染予防のため点眼を行う

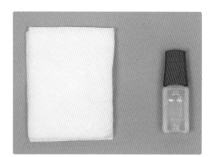

清浄綿と目薬

手順

1 点眼前に清浄綿などで目尻から目頭に向け清拭する

2 利き手ではない手の手掌で児の頭部を固定しながら母指を下瞼，示指を上瞼に当て，児の結膜を露出させる

3 利き手で点眼薬をもち，結膜下に薬液を滴下し，目を閉じさせる

4 薬液があふれた部分を拭き取る

5 反対側も同様に点眼する

根拠 羊水・血液などの汚れが付着している可能性があるため

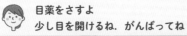
目薬をさすよ
少し目を開けるね. がんばってね

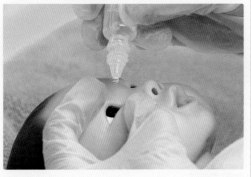

●すべてのケア終了後, 器具を消毒し環境整備を行う

b. 新生児の身体計測

目的

● 出生時の発育状況，成熟度を評価する

環境整備

● 新生児は体温調節が未熟で容易に体温が低下しやすいので，室温管理も含め，保温に配慮し環境整備を行う

必要物品

● メジャー，身長計，体重計，アルコール綿，手指消毒液，（必要時手袋，ガウン），アルコール綿（使用後消毒用）

▦ 頭位測定

手順

1️⃣ スタンダードプリコーションに則り，手指消毒を実施し，必要時手袋・防護具を装着する
2️⃣ 片手で児の頭部を軽く挙上し，もう片方の手でメジャーを頭の下（後頭結節付近）に通す
3️⃣ 後頭結節と眼窩上縁（眉間）を通る位置で，メジャーがよじれていないことを確認し測定する

 頭の大きさを測るよ．少し頭をあげてメジャーを通すね

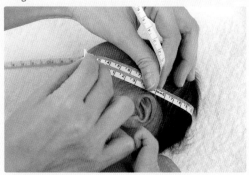

▦ 胸囲測定

手順

1️⃣ 片手で児の後頸部から肩を軽く挙上し，もう片方の手でメジャーを肩甲骨下縁の位置に通す
2️⃣ 肩甲骨下縁と乳頭を通る位置で，メジャーがよじれていないことを確認し測定する

 胸の大きさを測るよ．少し背中をあげてメジャーを通すね

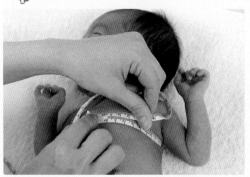

⬛ 身長測定

1 身長計の上に温めたバスタオルを敷いておく

2 新生児を身長計に寝かせる

3 頭部が垂直になるように児頭を固定し，頭側の板につける

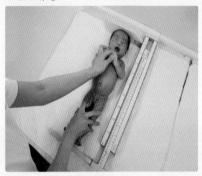

4 膝関節を軽く伸ばし，足底を足板につけ，計測値を確認する

 身長を測るよ．少し足を伸ばすよ

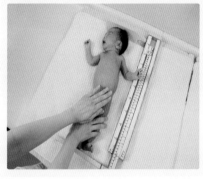

Point

正常新生児の下肢は M 字型であり軽度の O 脚であるため，下肢を伸展させる際は無理やり伸ばさず素早く行う

⬛ 体重測定

● 「f. 体重測定」の項，参照（p157）

c. バイタルサイン測定

 目的

● 全身状態を把握し，異常を早期に発見する

> **Point**
> 啼泣時，哺乳直後や沐浴後を避ける

環境整備

● 温度・湿度・風通し・周囲の安全性，測定に適した状態かの判断を行う

● 室内や使用する物品，手を温めておく

● 物品の破損の有無，正確に測定可能かを確認する

● 新生児室で児が集結している状態においてベビーコット上で計測する場合は，特に周囲のベビーコットとの距離を確認するとともに，ベビーコットにロックがかかっていることを確認する

● 感染予防・事故防止のため，物品をベビーコットの中には入れない

● 児の上に物品をもってきて操作することは避ける．物品の転落による事故に注意する

必要物品

● ストップウォッチ・時計・タイマー，聴診器，体温計，手指消毒液（必要時手袋，ガウン），アルコール綿（使用後器具消毒用）

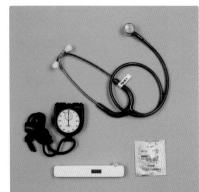

1) 出生直後のバイタルサイン測定のポイント

● 出生後，児は胎盤を介してのガス交換から肺呼吸を確立するため，胎児循環から新生児循環への移行がスムーズに行われているかを意識する

● 温かな羊水に囲まれていた状態から胎外環境への移行において体温調節が問題なく行われているかをイメージする

● 母体・胎児期情報からのリスクをあらかじめ把握しておく．出生直後は特に呼吸循環動態が不安定であり，啼泣などにより呼吸・心拍数が早く体温が低くなりやすい

2) 安定期のバイタルサイン測定のポイント

● 異常呼吸の観察や聴取がしやすい仰臥位で行うことが望ましい

● State は 5，6 以外の状態で実施する（p142 参照）

● 測定は呼吸，心拍，体温の順に系統的に実施する

● 覚醒し体動が激しい場合や啼泣してしまった際は，ホールディングや抱っこをして落ち着かせてから行うのが望ましい

> **根拠** 体動や啼泣によりバイタルサインが変動する可能性があるため，より刺激が少ない順番から測定する．視診後の聴診では，心拍数の確認後に呼吸音を確認したほうが刺激が少ないが，呼吸の異常の原因は呼吸器系・循環器系それぞれにある場合があるため，系統的な観察を進める

呼吸測定

● 呼吸障害のリスクはあるか，肺呼吸への移行はスムーズに行われたか，移行後に正常に肺呼吸が行われたか，呼吸数，呼吸パターン，呼吸音，チアノーゼの有無などを確認する

手順

1 スタンダードプリコーションに則り，手洗い・手指消毒を実施し，必要時手袋・防護具を装着する

2 ネームバンドとベビーコットに記載してある氏名やIDが同じか確認する

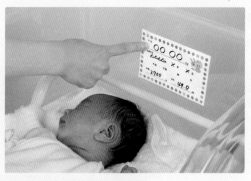
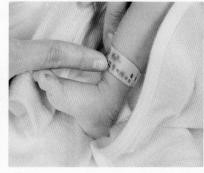

3 胸腹壁がみえるよう，そっと着衣を外す．視診を用い，胸腹壁の動きを確認し呼吸数をカウントする（胸腹部の挙上と下降を1回とする）とともに，呼吸のリズムやパターンを観察する．測定は1分間行う．出生直後は特に，異常呼吸の有無（鼻翼呼吸，陥没呼吸，シーソー呼吸，呻吟，無呼吸発作）も注意深く観察する．呼吸数は通常30～60回が正常で，60回以上は多呼吸である．しかし，出生直後は肺水が残存しているためこの限りでなく，60回を超えることもあり，啼泣時も60回を超えることがある．触診での測定方法としては，下着の上から胸腹壁にそっと手を当て胸腹壁の動きを確認する方法もある

🐤 **Point**

呼吸数のカウントに関して，視診が難しい場合は聴診器をそっと当てて呼吸音を聞く方法もある．また，児が安定している状態で，入眠時などの呼吸数のカウントは，胸腹壁の上から手を当てて触診で行う方法もある

動画
▶

5-1

❶視診での呼吸数の確認

👩 **少しお胸をみせてね．呼吸を測らせてね**

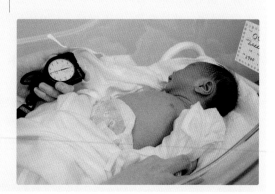

動画
▶
5-2

❷触診での呼吸数の確認

少しお胸に手を当てて呼吸を測らせてね

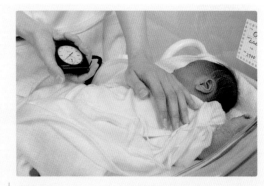

動画
▶
5-3

4 聴診器のベル・膜を確認し，聞こえるか確認する．聞こえない場合，ヘッドが切り替えられていない可能性があるため調整する

5 呼吸音聴取の前にあらかじめ聴診器を温めておく（インファントウォーマー上，または手で握る・摩擦）

6 肺野全体に聴診器を当てて呼吸音を聞いていく．雑音，左右差を確認する．肺水が残っている場合は，捻髪音や湿性ラ音が聞こえることがある．出生直後は肺水が完全に吸収されていない場合に軽度聞こえることがあるが，持続的に聞かれる場合，呼吸障害を示す

根拠 聴診器のベル型は低音性（心音など），膜型は高音性（呼吸音など）を聞くのに適している

根拠 冷たいまま聴診器を当てることで刺激となり，覚醒レベルや呼吸・心拍数に影響することがあるため，聴診器を当てる際は，刺激しないようにそっと当てる

根拠 リズム・パターンを確認するためにも1分間は聴取する．新生児は呼吸を繰り返した後しばらく休止（20秒以内）する周期性呼吸がみられることがある．異常呼吸は呼吸停止が20秒以上である，もしくは20秒未満であってもチアノーゼや除脈を伴う

胸の音を聞かせてね

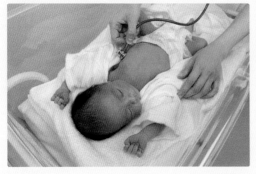

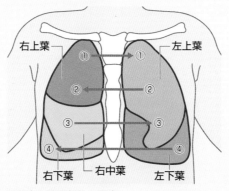

右上葉 ① → ① 左上葉
② ← ②
③ → ③
④ ← ④
右下葉 — 右中葉 — 左下葉

呼吸音の聴取部位と順序
肺野の位置をイメージしながら，①～④の順序で肺野全体を聴取する

▣ 心拍測定

● 循環障害のリスクはあるか, 胎児循環→新生児循環への移行が正常に行われているか, その後の循環が正常に機能しているか, 心拍数・心雑音・チアノーゼ, (出生直後：血中酸素濃度)を確認する

動画
▶
5-4

1 聴診器のベル・膜を確認し, 聞こえるか確認する. 聞こえない場合, ヘッドが切り替えられていない可能性があるため調整する

2 あらかじめ聴診器を温めておく (インファントウォーマー上, または手で握る・摩擦)

3 聴診器を用い, 心拍数・リズムを確認する. 聴取部位は心尖部 (第5肋間胸骨左縁：左乳頭付近) が聞こえやすい. 正常心音ではⅠ音 (収縮期)・Ⅱ音 (拡張期) が聴取される. 心拍数は通常120〜140回程度であるが, 出生直後は150〜180回/分と早く, 深睡眠で100回/分以下となることもある. 徐脈は80回/分以下, 頻脈は200回/分以上である

4 心雑音の有無を確認する. また, チアノーゼなども併せて確認する. 生後数日は動脈管閉鎖の遅延などにより一過性の機能的心雑音が聞かれることがある. チアノーゼは呼吸・循環の機能が未熟のため, 数日の間, 四肢にみられることがあるが, 中心性チアノーゼは異常である

🐾 Point

心雑音は聞き分けが難しい. 片手をお椀の形にして耳をふさぎ, ふさいだ手の手背を, 反対側の手の中指で爪を立てるようにして力を込めながら縦に長くひっかくと, 心室中隔欠損症の心雑音と同じような音を再現できる

🙂 胸の音を聞かせてね

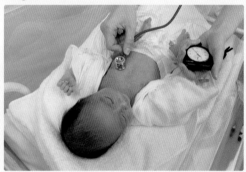

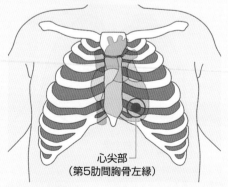

心尖部
(第5肋間胸骨左縁)

心音の聴取部位

▪ 体温測定

● 低体温のリスクはあるか, 体温は安定しているか, 体温, 冷感・皮膚色・環境について確認する

手 順

[直腸温（直腸測定）]

・適応：主に出生直後, 低体温時

1 直腸計用カバーを装着し, 直腸計の先端に潤滑剤を塗布する

2 仰臥位の状態で, 両下肢を片手でもち固定し, もう片方の手に直腸計をもち, 直腸計とベッドが水平になる位置で肛門に 2 cm ほど挿入する. 体動による直腸粘膜損傷に注意する. 正常体温は 36.5〜37.5℃である

根拠 中枢温の測定のため用いる. 出生直後は体表面からの蒸散などによる熱喪失やインファントウォーマー上では表面温度での測定が正確ではないため, 直腸温での測定が望ましい. また, 鎖肛の確認にもなる

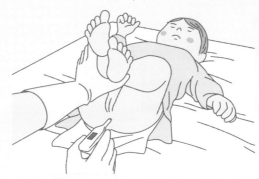

直腸での計測

[腋窩温]

・適応：体温安定後

1 腋窩が乾燥している状態を確認し, 腋窩動脈に近い深部に体温計を挿入, 固定し測定する

Point

皮膚を密着させ外気からの影響を避ける

腋でお熱を測らせてね. 少しくすぐったいよ

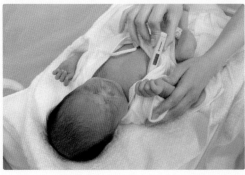

［頸部温］
・適応：体温安定後

動画
▶
5-6

1 頸部が乾燥している状態を確認し，頸部の皮膚が重なる頸動脈に近い位置に体温計を挿入，固定し測定する

2 体温が正常範囲よりも高い・低い場合，状況や全身状態が問題なければ，掛け物や室温で調整を行い再度計測する

首でお熱を測らせてね．少しくすぐったいよ

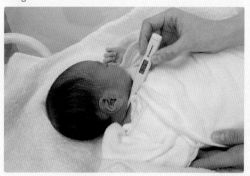

●すべてのケア終了後，器具を消毒し環境整備を行う

Point

褐色脂肪組織や頸動脈のため，頸部温と腋窩温は同様に測定できるといわれている

d. フィジカルアセスメント

目的

- 新生児の異常を早期に発見する

Point

啼泣時，哺乳直後や沐浴後を避ける

環境整備

- 温度・湿度・風通し・周囲の安全性，測定に適した状態かの判断を行う．室内や使用する物品，手を温めておく
- 新生児室で児が集結している状態で，ベビーコット上で計測する場合は，特に周囲のベビーコットとの距離を確認するとともに，ベビーコットにロックがかかっていることを確認する

必要物品

- 手指消毒液（必要時手袋，ガウン），聴診器

新生児のフィジカルアセスメント項目

部位	項目
計測	身長，体重（出生体重や前日との比較），頭囲，胸囲
バイタルサイン	呼吸（数，深さ，異常呼吸の有無），心拍（数，リズム，強弱，心雑音の有無），体温
全体	全体のバランス，姿勢，筋緊張，四肢の動き，活気，意識状態，分娩時外傷の有無
皮膚	黄疸（部位，程度），チアノーゼ（部位，時期），冷感（部位），浮腫，胎脂（部位，量），うぶ毛（部位，程度），落屑，亀裂，紅斑（中毒疹，中心性紅斑など），発疹（脂漏性湿疹，汗疹），血管腫，母斑や色素異常，出血斑など
頭部	外傷の有無，産瘤，頭血腫の有無，骨重積や骨縫合離開の有無，大泉門・小泉門の大きさ，大泉門の陥没や膨隆の有無
顔面	顔貌，顔色
眼	位置，両目の間隔，左右の黒目の大きさや色，左右の眼球の様子（落陽現象など），眼脂の有無
鼻	鼻の形態，鼻腔開通の有無，面皰（鼻皮脂）
口腔	口唇，口腔内（口唇口蓋裂や舌小帯など），魔歯，真珠腫の有無，その他（鵞口瘡など）
耳	形態，位置，副耳の有無
頸部	皮膚のたるみや太さ，筋性斜頸（胸鎖乳突筋のしこり），鎖骨骨折
胸部	胸部の形状，乳房の肥大，魔乳の有無
腹部	腹部膨満・陥没，臍の状態（臍脱落，発赤，出血，異臭の有無，臍ヘルニアの有無）
背部・臀部	形態異常，鎖肛の有無
外陰部	外性器の形態，鼠径ヘルニア陰嚢水腫，停留睾丸，新生児月経，白色帯下など
股関節・四肢	股関節開排制限，左右の下肢の長さ，内反足，外反足，多指・趾，合指・趾，指の重なり，上腕神経麻痺，爪の長さ
原始反射	モロー反射，吸啜反射，把握反射，自動歩行，緊張性頸反射など
哺乳状態	吸啜力，嚥下力，哺乳時間，哺乳量，哺乳後の状態など
排泄	排尿，排便（回数，量，性状）

[竹内翔子ほか：新生児のフィジカルアセスメント項目．根拠がわかる母性看護過程，中村幸代（編），南江堂，p242，2018より引用]

1）出生直後のフィジカルアセスメントのポイント

● 母体・胎児情報や分娩時の経過のリスクも含め，成熟徴候などに着目して全身を head to toe でくまなく観察する
● 主に分娩時外傷や外表奇形の観察を行う

2）安定期におけるフィジカルアセスメントのポイント

● 胎外生活の適応や生理的逸脱も踏まえ，全身を head to toe でくまなく観察する
● あらかじめ母体・胎児期の情報，分娩経過，出生時の情報，生後の母子の経過を把握しておく

全身の観察

● 全身の観察の際の声かけとして，これから観察することについて説明し，向きをかえる，手足を動かすところについては丁寧に伝える

手順

1 スタンダードプリコーションに則り，手洗い・手指消毒を実施し，必要時手袋・防護具を装着する

2 視診により意識状態（State），全体のバランス（左右対称性），姿勢（WM 型），筋緊張，四肢の動き（片側性，けいれん，過剰な振戦），活気（not-doing well：なんとなく活気がない・動きが少ない，皮膚色，哺乳力が弱く吸い付きが弱いなど），分娩時外傷の有無を確認する
視診後に触診の際は手を温めて優しく触れ，児を刺激しない程度のゆったりとした動作で行う

根拠 新生児は通常上肢が W，下肢が M の WM 型の姿勢をしている．骨盤位で出産した児は胎内での影響により，股関節や膝関節の伸展がみられることがある．また，上腕神経叢麻痺の場合，上肢がだらんとしていたり，動きが片側性であったりすることがある

・新生児の意識状態は，State 1〜6 で表す

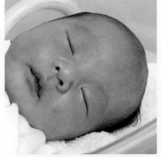

State 1：静睡眠（non-REM 睡眠）

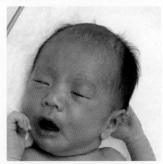

State 2：活動睡眠（REM 睡眠）

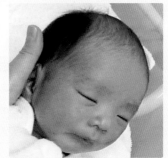

State 3：もうろう状態

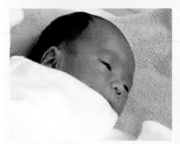

State 4：静覚醒

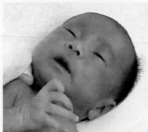

State 5：活動覚醒

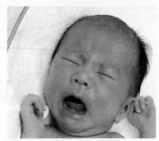

State 6：啼泣

頭部の観察

動画
▶
5-7

1 全身に対する頭部のバランス（4頭身程度）をみる

（**根拠**）頭部が極端に大きい場合は水頭症，小さい場合は小頭症が疑われるため

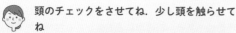

頭のチェックをさせてね. 少し頭を触らせてね

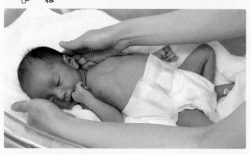

2 頭部の形，外傷の有無，産瘤，頭血腫，帽状腱膜下血腫の有無を視診および触診で確認する. 頭頸部を支え，上体を少し持ち上げ頭部全体の形をみる. また，表皮の欠損や色，外傷の有無を確認する. 触診は，手のひら全体で頭部を覆うように優しく触れながら行う. 骨盤位の児の場合，丸い形をしている. 産瘤や頭血腫，帽状腱膜下血腫がある場合，頭頂部が伸びていることがある. 場所や大きさ，波動の有無を確認するとともに，経過を観察する

（**根拠**）器械分娩の場合，頭部（および顔面）に外傷がみられることがあるため. 産瘤と頭血腫は直後には鑑別しにくいことがある. 産瘤は分娩直後より出現する産道時の圧迫によりできる皮膚浮腫であり，波動を触れず，生後早期に消失する. 頭血腫は頭蓋骨と骨膜の間に生じる血腫であり，生後数日から生じることが多く，波動が触れ，消失に時間がかかる. 帽状腱膜下血腫は帽状腱膜と頭蓋骨の間に生じる血腫であり，頭蓋全体に及ぶ

3 骨縫合・骨重積の状態，大泉門・小泉門の大きさ，大泉門の陥没や膨隆を確認する. 児頭を支えている手の反対側の手の示指〜薬指の3指の指腹を優しく沿わせ，なでながら縫合に離開がないか触診で確認する. 骨重積は矢状縫合を左右に沿わせながら有無および左右どちらが上かを確認する. 大泉門は矢状縫合を前方に沿わせながら移動した部分にひし形に触れる. 水平にした状態で陥没や膨隆の有無を確認する

（**根拠**）矢状骨縫合の大きさは1cm以内が生理的範囲内であるため. 頭蓋内圧亢進が疑われる場合，冠状縫合・ラムダ縫合に離開がある. 分娩時の胎向が第1の場合は骨重責が右，第2の場合は左に生じる. 大泉門の大きさは2cm程度であり，開大・膨隆は水頭症・脳浮腫などが疑われる. 閉鎖の場合，小頭症，陥没の場合，脱水の疑いがある. 頭を上げると減圧するため膨隆を確認する時は水平にして行う

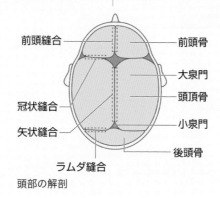

前頭縫合 — 前頭骨
大泉門
冠状縫合
頭頂骨
矢状縫合 — 小泉門
後頭骨
ラムダ縫合

頭部の解剖

■ 顔面（眼・鼻・口腔・耳）の観察

動画
▶
5-7

1 顔面を観察し，顔つきに気になるところがないかを確認する．眼や瞼の位置や大きさ，顎の大きさ，啼泣時の口の開き方の左右差，耳の左右差など顔のバランスを観察する

 お顔のチェックをさせてね．少しお顔を触らせてね

 お耳をみせてね．顔を右（左）に向けるよ

 お口の中をみせてね．お口を開けるよ

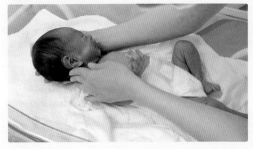

2 眼の位置，大きさ，眼球結膜下の出血，眼脂，落陽現象を確認する

根拠 先天異常がある場合，特徴的な顔貌をしていることがあるため [ダウン症（低い鼻，長い舌，つり目，斜視），プラダー-ウィリー症候群（こけし様顔貌など）]．気になる顔つきの場合，小奇形を合併している可能性もある．口の形に左右差がある場合，先天性顔面麻痺や口角下制筋低形成などがある場合がある

根拠 ダウン症候群の顔貌の特徴の1つに眼裂斜上があるため

根拠 眼球結膜下の出血は産道通過時に静脈うっ血により生じることがあるが，臨床的には問題がない．落陽現象は軽度で一時的であれば生理的なものである可能性が高いが，長期にわたる場合，頭蓋内圧亢進が疑われる．新生児は生理的な鼻涙管狭窄のため眼脂がみられやすい．しかし，細菌感染の可能性も含め，経時的変化を観察し，点眼が必要となることもある

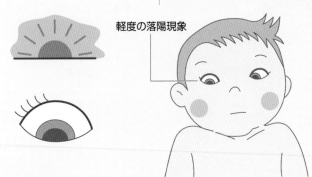

軽度の落陽現象

落陽現象
眼球が沈む夕陽のように下がってみえる

3 耳の位置，左右差，耳介の変形，副耳の有無を確認する．後頭結節と目尻を結んだ線の延長上に耳介の上縁があるかを確認する

根拠 染色体異常の場合，小奇形の耳介低位がみられるため

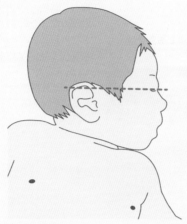

耳介の位置

4 口唇口蓋の異常や断裂の有無，舌の大きさや形状，鵞口瘡，魔歯の有無を確認する．口唇の状態を確認し，口を開け，歯肉を観察する．舌の色，舌小帯の位置や舌の出し方がわかれば観察する

根拠 口唇口蓋裂は他の奇形を伴う頻度が高い．母親がカンジダに感染している場合，口の中に白いカスのようなものがみえる鵞口瘡がある場合があるため
また，魔歯は歯肉に白い小さな突起物のようにみえるが，自然になくなることが多い．舌小帯短縮がある場合，舌の形がハート状であったり動きがわるかったりする可能性がある．哺乳に時間がかかったり，直接授乳の確立に時間がかかったりすることもある．舌が厚くいつも口から出ている場合は，染色体異常が疑われる

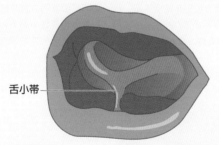

舌小帯

舌小帯短縮
舌小帯が短いと，舌の動きを制限する

5 顎の形態，大きさを確認する

根拠 小顎症がある場合，呼吸障害の原因となることがあるため

6 鼻の形態，皮膚の状態を観察する

根拠 成熟徴候として，鼻皮脂がみられることがあるため

頸部・胸部の観察

動画
▶
5-8

1 頸部の動きや皮膚の状態（たるみ），胸郭の形，胸壁の動き，乳房の大きさを確認する

お胸のチェックをするね．少しお胸を触らせてね

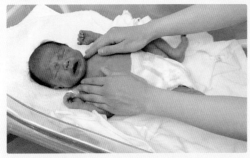

根拠 同一方向ばかりを向き，首を左右に動かせない場合，斜頸の可能性があるため
頸部の皮膚のたるみの症状は染色体異常やリンパ管奇形でみられることがある．胸郭の陥没がある場合，異常呼吸が生じている可能性がある．乳房は通常5〜10 mm程度であるが，母親からのエストロゲンの影響により乳房肥大や乳汁様分泌がみられる魔乳がみられることがある

2 触診で胸鎖乳突筋の状態，鎖骨を確認する．指の腹全体を使い，優しく左右の胸鎖乳突筋に触れ，腫瘤の有無を確認する．そのまま，鎖骨に指を当て，鎖骨全体に指腹を沿わせながら段差がないかを確認する

根拠 腫瘤がある場合，他方を向かせようとすると抵抗がある場合があるため．筋性斜頸が疑われる
鎖骨骨折がある場合，段差や握雪感を触れることがある

腹部の観察

動画
▶
5-8

1 おむつのテープを外し，腹部の形状，皮膚の状態（色，厚み，しわや質感），臍の状態を確認する

おなかのチェックをするね．少しおなかを触らせてね

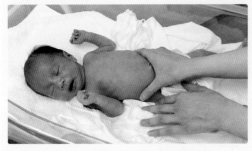

根拠 一般的に哺乳後は膨隆してみえるが，光沢があるほどの著明な腹部膨満では，腫瘤や感染症などが疑われる可能性もあるため，他症状も併せて鑑別する．臍部からの出血や膿性分泌物は感染の可能性がある．分娩時に羊水混濁がある場合，臍に黄染や緑染がみられることがある．臍部の膨隆では臍ヘルニアが疑われるが，多くは自然寛解する

2 腹部全体を触れながら両脇から腹部全体を優しくはさむように触れ，緊張感や硬さ，波動の有無を確認する

根拠 排泄がみられる可能性があるので，おむつは敷いたままで行う．触診時に啼泣し苦しい表情がみられる場合は腹膜炎，波動がある場合は腹水貯留の可能性もあるため，優しく触れる．腸の蛇行に沿って固い部分がある場合は，便である可能性がある．肝臓は右季肋部に2〜3 cm触れることがある

3 聴診器を手のひらで温め，腸蠕動音を確認する．腸の走行をイメージしながら，右下腹部→右上腹部→左上腹部→左下腹部に沿って聴取する．腸蠕動音は不規則であり，1分間に4〜12回程度聴取される

根拠 腸蠕動音の聴取が著明な場合，腸蠕動亢進の可能性があり，閉塞性イレウスの疑いがある．聴取されない場合は，腹膜炎や麻痺性イレウスの疑いがある

背部・臀部の観察

手順

動画 5-9

1 新生児を腹臥位にし，背部の形態異常（左右の対称性，姿勢のゆがみ，毳毛，仙骨部のくぼみや裂孔，腫瘤の有無）や鎖肛の有無を確認する

 背中のチェックをさせてね．うつぶせになるよ．横向きになるよ．おしりをみせてね

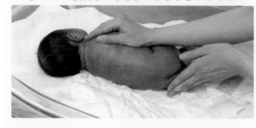

2 片方の手で新生児の後頸部に手を入れ，支えながら側臥位にする．もう片方の手のひら全体を背部の下から上に脊柱に沿ってなでるように触れながら，彎曲やゆがみを触診する．示指と中指を使用し，臀裂を押し開きながら仙尾部を確認する

3 肛門の有無を排便の有無とともに確認する

根拠 通常，新生児の脊柱はまっすぐである．脊柱彎曲や下部脊椎に腫瘤がある場合，二分脊椎の疑いがあるため．未熟性があると毳毛が多い．出生直後に直腸温を測定している施設では，その際に鎖肛の確認を行うことが多いが，排便の有無も併せて確認していくことが必要である

外陰部の観察

手順

動画 5-10

1 外性器の形態，鼠径ヘルニア，陰嚢水腫，停留睾丸，尿道下裂，新生児月経，白色帯下の有無などを確認する．男児の場合，陰茎の長さ，尿道の位置，陰嚢の大きさや睾丸の位置を手で優しく触診しながら確認する．停留睾丸の場合，陰嚢内に睾丸が下りてきていないため，睾丸から鼠径に沿って触診し，位置を確認する．女児の場合，大陰唇が小陰唇を覆っているか，尿道の位置，出血・帯下・ポリープなどを観察する

根拠 外性器の視診で判断がつかない場合，性分化異常症である可能性がある

根拠 男児では成熟児の陰嚢の長さは約3cmであり，しわが少なくむくんでいるようにみえる場合，陰嚢水腫の疑いがある．陰嚢が極端に小さい場合，停留精巣の疑いがある．女児の外性器の成熟徴候として，大陰唇が小陰唇を覆う．母親からのエストロゲンの作用による一時的な性器出血（新生児月経）や帯下，処女膜ポリープがみられることがある

第5章 新生児期

おしものチェックをさせてね. 少し触らせて
ね

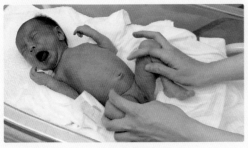

股関節・四肢の観察

手順

動画
▶
5-10

1 股関節開排制限, 左右の下肢の長さ, 内反足, 外
反足を確認する. また, 下肢の形状を確認する.
両手でそれぞれの膝関節から下腿を優しく把持し,
両下肢を腹部に向かい90°に屈曲する. そのまま
外側に向かって優しく股関節を広げ, 開排制限が
あるかを確認する. 両下肢を伸展させ, 大腿部の
しわを確認する

根拠 下肢が内転している場合は内反足, 足底が外側
に向いている場合は外反足が疑われるため, 子宮内の
姿勢によることが多く生理的なものもあるが, ギプス
や治療が必要なもの, 先天性疾患の症候性のものもあ
る. 両下肢を屈曲した際に片方の膝が低くなる場合,
短縮があると判断する. 開排制限がある場合, 股関節
が十分に開かない. また, 下肢の左右差やしわが深く
なる場合, 股関節脱臼の疑いがある

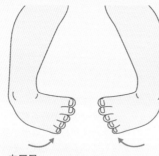

内反足

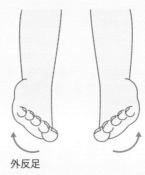

外反足

2 四肢の指の数, 欠損, 短縮, 合指, 指の重なり,
上腕神経麻痺, 爪の長さなどを確認する

 おててとあんよのチェックをさせてね. 足を
伸ばすよ. 足を曲げるよ. 足を開くよ. 足を
伸ばすよ
指を開いて数を数えるよ, 1, 2, 3, 4, 5

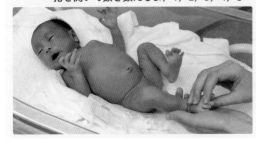

3 手は握っていることも多いので，指先，指の間もよく開いて確認する．手が閉じている場合，小指側から実施者の指を入れると開きやすい

根拠 四肢の異常を認める場合，先天性疾患などの可能性もあるため，手のひらを横断する1本のしわ（猿線）は健常児にみられることもあるが，ダウン症にみられる特徴的な指標でもある

■ 皮膚の観察

手順

1 全身・四肢の皮膚色を観察し，チアノーゼ（部位・程度），冷感（部位・程度）を確認する

 からだのチェックをさせてね

根拠 新生児は末梢の血流速度が遅いこと，低体温・多血症の場合にも末梢チアノーゼがみられることがあるため，中心性チアノーゼや全身の皮膚色が蒼白の場合，循環器系や貧血，感染症などの異常の疑いがある

2 全身・四肢の皮膚色を観察し，黄疸（部位・程度）を確認するとともに日々の変化も観察する．黄疸に関しては，皮膚のみではなく眼球結膜の黄染も確認する．黄疸のリスク因子・日齢，哺乳（母乳分泌状況，吸啜意欲・吸啜力）・排泄状況，体重減少率，活気，経皮ビリルビン値，これらの推移なども併せて確認する

根拠 血清ビリルビン値7〜8mg/dL以上で肉眼的黄疸が認められるとされ，ピークは4〜5日である．黄疸の出現時期による種類の鑑別が必要である

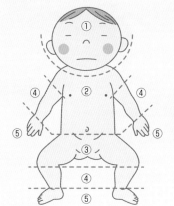

身体を5区域に分け，黄染の広がりを観察する．
④より末梢の部位での黄疸が認められる場合は
血液検査が推奨される
①頭部・頸部
②胸部（臍から上）
③腹部・大腿部まで
④上肢・下腿部まで
⑤四肢末梢

黄疸の確認方法（クラマー法）

3 皮膚の状態として，浮腫，胎脂（部位・量），うぶ毛（部位・程度），落屑，亀裂，紅斑（新生児中毒性紅斑，中心性紅斑など），発疹（脂漏性湿疹，汗疹），血管腫，母斑や色素異常，出血斑などを確認する．日々の変化も観察する

根拠 全身の著明な浮腫がみられる場合，胎児水腫が疑われるため，四肢末端の局所性の浮腫は先天異常が疑われることもある．生後数週間は全身の落屑がみられる．新生児中毒性紅斑は好酸球が皮下に湿潤してくるために起こり，辺縁がやや不明瞭の紅斑の出現後，中央部が白黄色の丘疹としてみられるが数日で消失する．感染性膿疱である黄色ブドウ球菌異常，伝染性膿痂疹など発疹との鑑別も必要である

原始反射の観察

● モロー反射, 口唇反射, 吸啜反射, 把握反射, 自動歩行, 緊張性頸反射などを確認する

● 中枢神経の評価として, 新生児の易刺激性（少しの刺激に対する反応が大きい, 不穏で落ち着かない, 啼泣しやすい, など）, けいれん, 振戦も観察していく

● 振戦は正常児にも一過性に認められることがあるが, 出現回数が多い, 程度が強い場合は低血糖や低カルシウム血症が疑われることもある

手順

[1. モロー反射の確認]

動画
5-11

1 児の後頸部から背中にかけて手を入れ, もう片方の手を胸の手に優しく包みながら上体をそっと45°程度起こす

2 後頸部〜背中を支えている手を下側に落とす動きを行い, 新生児が手を広げ捕まろうとするような動きがみられるか確認する. また, その強さと左右対称性も確認する

根拠 左右非対称の場合, 分娩時の上腕神経麻痺や骨折など, 関節・骨・筋肉の異常の可能性もあるため

反射をみせてね. からだを起こすよ. パラシュートをするよ

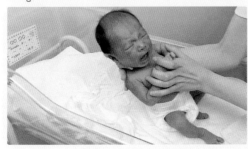
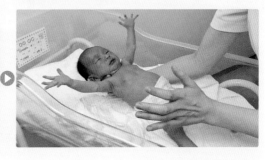

[2. 口唇反射の確認]

動画
5-12

1 口唇反射に関しては, 新生児の口唇・口角が軽く刺激された時, 刺激の方向に顔を向けるかを確認する. 授乳の際や口に本人の服や手が触れた際の様子や吸着時の様子で確認するとよい. 指で触れて確認する必要がある時は, 衛生的に実施する

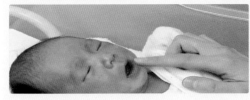

[3. 吸啜反射の確認]

1 授乳の際, 強い吸い付きがあるかを確認する. 強さを確認する必要がある際は, 手袋をした手で指を口の中に入れ確認する

[4. 把握反射の確認]

動画
5-13 1 新生児の手のひらに実施者の指を触れると，指を握る動きをするかを確認する

おててで握手できるかな

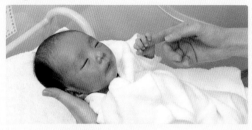

[5. 足底把握反射の確認]

動画
5-14 1 両足底の母趾球を実施者の指で圧迫すると，足の指を屈曲させる動きをするかを確認する

足の裏を少し触れさせてね．少しくすぐったいよ．あんよで握手できるかな

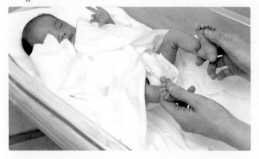

[6. 自動歩行の確認]

動画
5-15 1 新生児の両腋に手を入れ，示指〜小指の全体を使い，児の後頸部〜背中をしっかり支えながら，児を立たせるように足底を床につけさせる．この際，下肢を交互に動かし歩行するような動きをするかを確認する

からだを起こすよ．足を出して歩けるかな

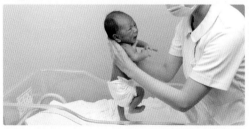

[7. 緊張性頸反射の確認]

1 新生児の頭を左右どちらかに向け，その際，頭を向けた側の上下肢を伸展させ，反対側の上下肢を屈曲させるような動きをするかを確認する

5-16

お顔を（右・左）に向けるよ

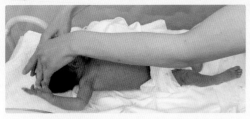

●すべてのケア終了後，器具を消毒し環境整備を行う

(根拠) 反射は，新生児の神経学的異常の早期発見のために重要であるため，脳障害，脊髄障害，末梢神経障害の可能性の指標となる

▓ 哺乳状態の観察

手順

1 哺乳に関するリスクはあるか（在胎週数・体重・口腔内異常・一般状態），哺乳意欲（飲む意欲はあるか），吸啜力（力強く飲めているか），嚥下力（ごくごく飲み込めているか），哺乳時間（時間がかかるか），哺乳量（必要時母乳測定），哺乳後の状態（満足した様子か），哺乳間隔（哺乳回数は十分か，傾眠傾向か），嘔吐の有無などを確認する．母子一対で授乳と併せて状況を確認する．哺乳状態の観察の他，哺乳表も確認する

(根拠) 新生児の胃は縦型，噴門部の括約筋が弱いため，溢乳しやすい．哺乳状態を観察することは代謝や成長の状況のアセスメントにもつながるため，哺乳表は母子のリズムを知るうえでも有用である

哺乳表

時間	出生当日（○／×） 哺乳	尿	便	備考	時間	出生1日目（○／△） 哺乳	尿	便	備考	時間	出生2日目（○／□） 哺乳	尿	便	備考
0					0	✓	○	●黒		0	✓	○		
1					1	✓				1	✓			
2					2					2				
3					3					3	✓			
4					4	✓				4	✓			
5	6:50 2,600g おめでとうございます！				5					5	✓			
6	✓	直後○			6					6				
7	✓				7					7				
8					8	✓				8	✓	○	●黒	
9					9					9				
10					10					10	✓			
11					11		○			11				
12					12	✓				12	✓			
13	✓				13					13	✓			
14			●黒		14					14				
15					15					15				
16					16	✓				16	✓			
17	✓				17					17				
18					18	✓				18	✓	○		
19					19					19				
20					20	✓				20				
21					21					21	✓			
22	✓	○			22	✓				22				
23	✓				23	✓	○			23	✓			
total	6	2	1			10	3	1			13	3	1	

哺乳回数，排泄回数だけでなく，授乳間隔，経時的変化，母児の活動・休息，生活の様子がわかる

■ 排泄状態の観察

1 排尿，排便の回数・量・正常を確認する

根拠 オレンジやピンクのようなレンガ色の尿は，尿に含まれる尿酸塩が結晶化したものである．胎便にはビリルビンが多く含まれるため，胎便の排出が遅延している場合，黄疸の状況も併せて観察する必要があるため，便の変化や排出量の増加は，哺乳量とも関係しており，胎便が変化し量の増加があることは，児の消化吸収機能や母乳育児が軌道にのってきているサインでもある

Point

血便は消化管出血，白色便は胆道閉鎖症の疑いがある．早期発見が予後にも関係するため，母親にも観察してもらえるよう，母子手帳にも便色カードが活用されている．色の認識は主観によって異なるため番号で尋ねることが大切である
[胆道閉鎖症早期発見のための便色カード活用マニュアル<https://www.cfa.go.jp/assets/contents/node/basic_page/field_ref_resources/909390f5-d0c0-47b9-9b9e-c343b88bde66/aa6c5af7/20230401_policies_boshihoken_techou_09.pdf>（2024 年 2 月 26 日閲覧）参照]

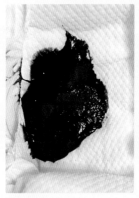
胎便

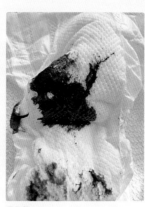
移行便

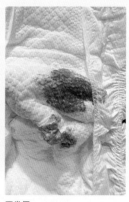
正常便

◎すべてのケア終了後，器具を消毒し環境整備を行う

e. 経皮ビリルビン値の測定

目的

- 新生児の病的黄疸を早期発見するためのスクリーニング検査として実施する．経皮的に測定する非侵襲性の検査であり，血清ビリルビン値の推定値として用いる
- 光療法を受けていない児は，経皮ビリルビン値と血中ビリルビン値は概ね相関するが，光療法中は，経皮ビリルビン値が血中ビリルビン値に比べ下がっている可能性があるため，血中ビリルビン値で正しく評価する必要がある

環境整備

- 暗い部屋での測定を避ける

必要物品

- トレイ，黄疸計，基準表，手指消毒剤，（必要時手袋，ガウン）

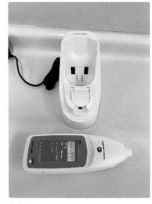

黄疸計

手順

1. スタンダードプリコーションに則り，手洗い・手指消毒を実施し，必要時手袋・防護具を装着する
2. 児を寝かせた状態で，動きが落ち着いていることを確認する
3. （全身観察がまだの場合）全身の皮膚の色を観察し，黄疸の程度を確認する（「皮膚の観察」の項，参照，p149）

動画 5-17

4. 前胸部を露出させる
5. 測定部位は前胸部（胸骨部）または前額部を選択する（スクリーニング判断基準がつくられた測定部位を確認し，施設の方法を確認し行う）

    根拠 前額部は外光の影響を受けやすいため，外来などでの使用時には前胸部での測定が推奨されている

6. 測定プローブを測定部位に垂直に当て，ゆっくりと押し込む．測定時，児の顔面に光が当たらないよう，顔の前に手を置く

    根拠 測定時に発光し，児がまぶしく感じるため，また，測定プローブの傾きや，発光の瞬間にプローブが動くことで，測定値がばらつく可能性があるため

黄疸を測らせてね．額に当てるよ，少しまぶしいよ

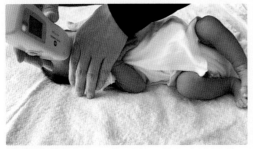

測定部位に垂直に当てる

お洋服を少し開けるね. 今度は胸に当てる
よ, 少しまぶしいよ

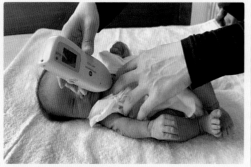

ゆっくり押し込む

●すべてのケア終了後, 器具を消毒し環境整備を行う

f. 体重測定

目的

● 児の成長発達，栄養バランス・水分出納状態を評価する

環境整備

● 新生児は体温調節が未熟で容易に体温が低下しやすいので，室温管理も含め，保温に配慮し環境整備を行う．児を抱っこするため，周囲につまずくようなものがないか，動線を確認しておく

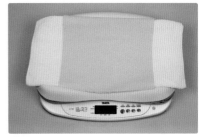
体重計

必要物品

● 体重計，タオル，（必要時手袋，ガウン，シート），着替え用ベビー服（肌着・服），紙おむつ，おしりふき，手指消毒液，アルコール綿

手順

1. 環境整備を行う（室温 24〜26℃，湿度 50〜60%程度，隙間風などを確認する）
2. 全身状態が安定していることを確認する
3. 前日含め体重の推移を把握しておく
4. スタンダードプリコーションに則り，手洗い・手指消毒を実施し，必要時手袋・防護具を装着する
5. タオル（シート）を体重計にのせ，電源を入れ，ゼロ設定になっていることを確認しておく（必要時，風袋引きを行う）
6. 体動センサーなどを装着している時は外しておく
7. 児の服を脱がせる．時間がかかる場合は，一旦，上肢の服を脱がせた後，服で身体をくるんでおく

動画
▶
5-18

体重を測らせてね．お洋服を脱いで裸になるよ

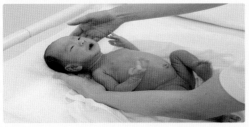

8. おむつを脱がせる．おむつに排泄がある場合はきれいにしてから行う
9. 抱き上げる．沐浴時と同様，左手で児頭を把持する．左手の母指・示指で頭頸部を固定し，後頭部〜背部にかけて手のひら全体で頭を支えるようにする．右手で臀部を把持する．股間から臀部に手を入れ，固定し，ゆっくりと抱き上げる．転落に注意するため，抱き上げた後は自分に引き寄せて安定させる

Point

ベビーコットからそのまま体重計にのせる場合は，動線を考え体重計になるべく近い位置にベビーコットを配置し，ベビーコットの足をロックして，固定してから抱き上げる

からだを起こすよ．体重計に移動するよ

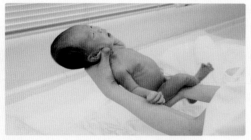

10 体重計の数値が「0」であることを確認後，児を体重計にゆっくりのせる．転落に注意し，目を離さない．万が一に備え，いつでも支えられるように手を出しておく

 体重計にのるよ

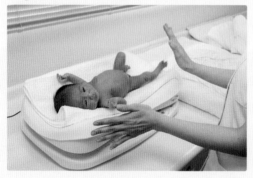

11 体重計の数値を確認する．前回の値からの増減が著しく異なる場合などは再度計測する

12 **9**と同じ手順で児を抱き上げ，ゆっくりと児をベビーコットに戻す

13 更衣を行う．先におむつを陰部に軽く当て，上肢を衣類に通した後，おむつを整える

根拠 解放感から排泄してしまうこともあるため，更衣に時間がかかる時は先におむつを軽く当ててから更衣を行うと児の保温にも配慮できるためよい

●すべてのケア終了後，器具を消毒し環境整備を行う

B ケア技術

a. 環境整備

室内の環境整備

目的

● 新生児が適切な環境で養護され，胎外生活の適応を順調に進める

必要物品

● 温湿度計

手順

1 温湿度計を確認し，新生児にとって適切な温度・湿度であるか（室温 24～26℃，湿度 50～60%）を確認する．適切ではない場合，空調を調整できる場合は調整を行う

2 新生児が過ごしている部屋の空調の位置を確認し，風が直接新生児に当たらないよう風向きやベビーコットの位置を調整する

根拠 多くの施設では中央管理式の空調システムであるが，新生児にとっては室温・湿度ともに低いことがある．また，外気温により変化する可能性があるため

3 新生児が過ごす環境は静かであるか確認する．施設内の騒音，医療者の声や医療器具の音，扉の開閉音に注意を向け，学生自身も行動に注意する

根拠 胎児は子宮内で 40～60 デシベル（静かな図書館，ささやき声～普通の声）のレベルで過ごしているため

4 新生児が過ごす部屋の照度環境を確認する．明る過ぎないよう直射日光を避け，カーテンなどで照度を調整する

根拠 子宮内は暗い環境である．照度を落とすことにより，呼吸・循環の安定にもつながるため．診察を行う部屋の照度については，白色蛍光灯 500 ルクス以上が望ましいとされている

5 適宜母親にも環境調整してもらえるよう，新生児の生理学的特徴について伝え，説明を行う．また，訪室時に適宜環境を確認し，必要があれば調整を行う

第 **5** 章

新生児期

ベビーコットの環境整備

目的

● 感染・汚染を防ぎ，新生児が清潔で適切な環境で養護されるようにする

必要物品

● 消毒用品（消毒用アルコールウェットティッシュなど），手袋，ガウン，ごみ箱

手順

1 スタンダードプリコーションに則り，手指消毒を実施し，必要時手袋・防護具を装着する

2 新生児を平らで安全な場所に移動するか，他者に抱っこをしてもらう

 Point

学生が 2 人 1 組となり沐浴やドライケア中などの合間に実施するとスムーズである

3 汚染時，シーツやタオルをとる．落屑などが飛び散らないよう巻き込むように外す

4 消毒用ウェットティッシュでベビーコットの内外
を拭き，乾かす

5 新しいシーツやタオルを交換し，環境を整える．
必要時，寝具類を温めておく

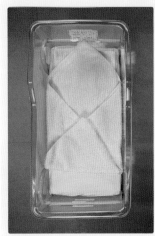

整頓されたベビーコット

●すべてのケア終了後，器具を消毒し環境整備を行う

b. 移送

目的
● 児を安全に移送する

環境整備
● 新生児ベビーコット内，周囲に危険なものがないかを確認しておく

必要物品
● 新生児用ベビーコット

手順

1 手洗い・手指消毒を行う

2 新生児のネームバンド，ベビーコットの氏名・ID が同じであるかを確認する

根拠 新生児の取り違えが起こらないよう，折に触れ確認を行うため

3 タイヤのロックを外す

4 新生児の足側を進行方向として，ゆっくりとベビーコットをおしながら移動する．移動の際は，周囲の安全に注意しながら，児の様子も観察する

5 移動場所についた後，危険がないか周囲を確認し，タイヤのロックをかけ固定する

根拠 安全のため，移動前後は必ずロックの確認を行う

 ○○のために○○に移動するよ

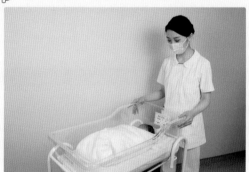

ベビーコットの移動

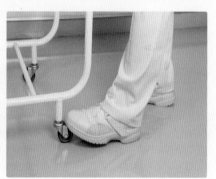

移動の前後はロックする

c. 沐浴（含臍処置）・ドライテクニック

■ 沐浴

目的

● 新生児の皮膚を清潔に保ち，血液循環・新陳代謝を促す．ドライテクニックと比較し，汚染を洗い流すため，感染予防に利点がある

環境整備

● 新生児は体温調節が未熟で容易に体温が低下しやすいので，室温管理も含め，保温に配慮し環境整備を行う

● 必要な物品をそろえ，物品の配置や動線をあらかじめシミュレーションし整えることで，短時間（5～10分以内）でできるよう工夫する

● やけどの事故を防ぐため，湯温を確認する．実施者側の準備として，時計や指輪を外し，手洗いを実施し清潔を保つ

必要物品

● 沐浴槽・またはベビーバス，沐浴布，ガーゼ，ベビーソープ，湯温計，バスタオル2枚，着替え用ベビー服（肌着・服），紙おむつ，臍処置用アルコール，綿棒（必要時洗面器，保湿剤，ヘアブラシ，爪切り）

> **Point**
> 沐浴剤は成分が皮膚に残るとトラブルの原因になることもあるため，皮膚洗浄にはボディソープのほうがよい．沐浴槽の種類については，バスタイプ，エアータイプ，シンクタイプ，マットタイプ，バケツタイプがある

手順

[準備]

1 環境整備を行う（室温24～26℃，湿度50～60%程度，隙間風などを確認する）

2 児が適した状態であるかを確認する［全身状態が安定（発熱がない，低体温ではないなど），児の空腹・啼泣時，満腹時は避け，授乳後1時間ほど空けて実施するのが望ましい］

3 沐浴槽・またはベビーバスに湯を張る（温度38～40℃）．湯量は6～8分目とし，湯温計の値のみならず，必ず触って確かめる

4 **3**の間に，湯あがり後のバスタオル・衣類の準備を行う．おくるみ用のバスタオルを広げ，その上に肌着・産着を重ねて広げ，臀部の位置におむつも広げておく．その上に湯あがり用のバスタオルをひし形に重ねておく

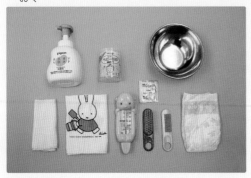

沐浴の必要物品

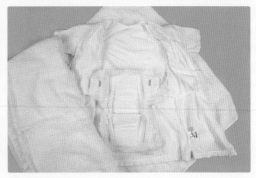

沐浴後の衣類の準備

今からお風呂に入るよ，気持ちよくきれいになろうね．お洋服を脱いで，裸になるよ

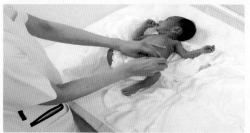

[沐浴]*¹

1 手洗い・手指消毒を実施する

2 更衣：児の服を脱がせ，全身観察を行う（排泄がある場合，きれいにする）

3 沐浴布：児の体幹を沐浴布で覆う

4 児頭の把持：左手で児頭を把持する．左手の母指・示指で頭頸部を固定し，後頭部〜背部にかけて手のひら全体で頭を支えるようにする

5 臀部の把持：右手で臀部を把持する．股間から臀部に手を入れ，固定し，ゆっくりと抱き上げる

6 入浴：児の足→臀部の順にゆっくりとお湯につける．この際に，足底をベビーバスにつけると安定し，児も安心しやすい．右手を外し，足側からゆっくりとお湯をかける．啼泣する場合は，外した手で胸元を包み込むように当てる

お湯に入るよ．温かくて気持ちいいね

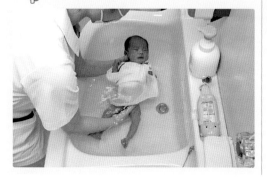

根拠 新生児は安定しないと泣いてしまうため，身体の一部が固定されていたり，触られたり，足底をベビーバスにつけたり，沐浴布をかけたりすることで安心する．啼泣が止まらない場合は，沐浴に時間がかかることで体力の消耗や湯温の低下を招くため，そのまま行う

 Point

本来，沐浴は母子のスキンシップの場でもあり，児の表情をみて声をかけながら行う．「お風呂に入ろうね」「気持ちいいね」など，沐浴に夢中になってしまうことがあるが，児の様子を観察しながら進める

動画
▶
5-19

ひとくちメモ

*1： **沐浴指導について**　実施する際は，実際に自宅に帰ってから使用する沐浴槽の種類，入れる場所・動線などを考慮して指導を行う．住宅事情によっても異なるが，身体に負担がかかりにくく水が流しやすい，湯あがり時の保温などを考慮し個別性のある指導を行う．

7 顔面：洗面器に張った湯，もしくは沐浴槽の湯あがり用のお湯にガーゼを浸す．右手で絞り，優しく拭いていく．ガーゼは右手の示指にかけるようにもつと拭きやすい．眼，顔全体，耳の順に拭き，眼は目尻から目頭に向かって拭く．顔は3の字を描くように拭く．耳は耳介，耳介の後ろも拭く．適宜，ガーゼの面をかえ，適宜ゆすぐ．ゆすいだ後は絞る

根拠 通常，眼脂はまばたきにより涙とともに目頭の涙嚢に流されるため

Point
指先で「3の字」のように拭いて終わってしまう学生もみかけるが，頬は母乳やミルクで汚れているため全体的にしっかりと拭く

お顔を洗おうね．少しくすぐったいよ

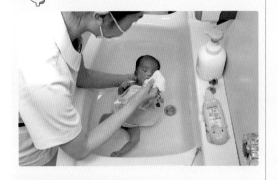

8 頭部：頭部をぬらす．手でお湯をすくってもよいが，お湯を浸したガーゼであれば，まんべんなくぬらしやすい．石鹸を頭部につけ，指の腹を使い優しく洗った後，ガーゼで石鹸を洗い流す．ガーゼをすすぎ，絞った後，頭部の水分を拭き取る

根拠 頭部をぬれたままにしておくと体温が奪われるため

次は頭を洗おうね

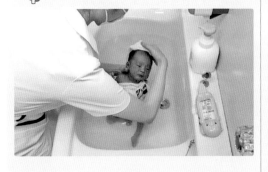

9 全身：沐浴布をずらしながら，石鹸を手にとり，指の腹を使い優しく身体を洗う
頭部は，母指と示指を使用し，つまむように洗うと洗いやすい．ガーゼか手を使い石鹸を洗い流す

根拠 沐浴布をすべて剥いでしまうと驚いて啼泣することがあるため．沐浴布は少しずつずらし，かけておくようにする

上肢：肩から手に向かい，児の腕をつかみ実施者の手を軽く回転させるように洗い，石鹸を洗い流す．手のひらは握っていることも多い．示指を児の手のひら側に入れながら，母指で手の甲をおすと開くこともある．児は手を口にもっていきやすいため，手のひらは特に洗った後すぐに湯につけて石鹸を洗い流し，沐浴布をかけておくとよい．胸腹部は，沐浴布を上肢にずらし露出させ，なでるように洗った後，ガーゼか手を使い石鹸を洗い流す

次は（首・胸・おなか・おてて）を洗おうね．気持ちいいね

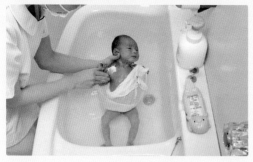

⑩ 背部：背部を洗うために児を腹臥位にする．実施者はベビーバスに右腕を固定させておくと支えが安定する．実施者の右手の母指を児の左肩にかけ，残りの四指を腋下に入れる．児頭を支えている左手をゆっくり倒しながら児の顎を右手首にのせるようにし，ゆっくりと児を腹臥位の姿勢にさせ，後頭部の左手を外し，児の右腋を実施者の右手にかけるようにして安定させる．腹臥位にしている間，児の顔の位置に注意する．特に児の顔面が湯につかったり，ベビーバスに当たったりしないように注意する．石鹸で後頸部〜背部〜臀部をなでるように洗った後，ガーゼか手を使い石鹸を洗い流す

次は背中を洗おうね．うつぶせになるよ

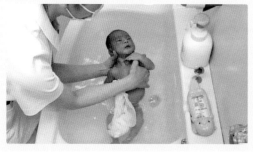

 Point

指の腹，手のひらを使い優しく洗うとよい．洗い流しの面が大きい時は特にガーゼを使うと石鹸が流しやすい

11 下肢：児を腹臥位から仰臥位に戻して行う．実施者の左手の親指・示指で頭頸部を固定し，後頭部～背部にかけて手のひら全体で支えるように手を当て，右手と合わせながらゆっくりと児の上体を起こし仰臥位の姿勢に戻す．沐浴布で体幹を覆う．再度，足底をベビーバスにつけると安定し児も安心しやすい．上肢を洗った際と同様，鼠径から大腿，下腿，足首に向かい，実施者の手を軽く回転させるように洗い，石鹸を洗い流す

 上向きに戻るよ．次はあんよとおまたを洗おうね

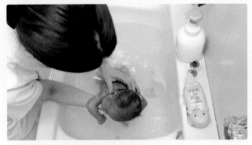

12 陰部：外陰部，臀部を指の腹で優しく洗う．男児の場合，陰茎の先が汚れているようであれば少し皮膚を引っ張り先の汚れを落とす．陰囊の裏も洗う．女児の場合，陰唇の間も洗う．肛門も洗う

13 あがり湯：沐浴布をとる．沐浴槽につける場合，ゆっくりと児を抱き上げて隣の槽につける．実施者の右手を使い上肢～胸部を固定しておさえるようにすると安定する．洗面器でかけ湯をする場合，隣の槽のきれいな湯から洗面器ですくい，数回実施し洗い流す．シャワーで流す方法もある．湯からあがる際は，最初の把持の方法と同様，臀部は股間から臀部に手を入れ，固定し，ゆっくりと抱き上げる．児を振らないようにし，移動する

 最後にお湯をかけてあがるよ．気持ちいいね

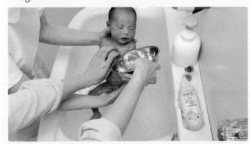

拭き取り：バスタオルの上に寝かせ，全身を包み
バスタオルで軽くおさえながら全身の水分を拭き
取る．頸部・腋下などの拭きにくい部分も拭き取
る．保湿剤を使用している場合は，手早く全身に
塗布する

 更衣：拭き取りに使用したバスタオルを外す．お
むつを陰部に軽く当て，先に更衣を行う

からだを拭いてお着替えをしようね．きれい
になったね．気持ちがいいね

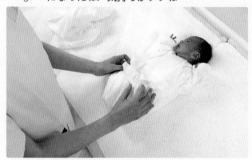

 臍処置：臍の観察として発赤・分泌物・出血・臭
気などの臍炎症状の確認を行う．臍輪部は，臍帯
を軽くもち，臍の根本の水分を優しく綿棒で拭う

 臍処置用アルコールで消毒を行う必要がある場合
は，臍輪部を消毒する．自然乾燥を促すために臍
帯が外に出るようおむつを当てる．クリップは臍
が乾燥してきたら1日目頃に外す．臍脱後は肉芽，
出血などがないか確認する

お臍を消毒するよ

根拠 WHO（2014）は新生児死亡の少ない地域で
はドライコードケアを推奨しているため．ドライコー
ドケアは，臍帯を清潔にして空気にさらす方法であ
り，出生直後のアルコール消毒後は自然乾燥を促す方
法である．臍帯切断面が乾燥した後は出血のリスクが
なくなるため，乾燥を妨げる臍クリップはなるべく早
く除去する

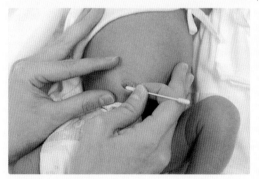

アルコールで消毒する

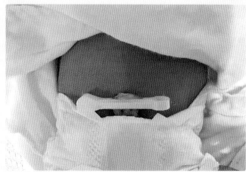

臍帯を結紮するためクリップを装着している

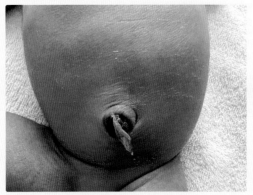
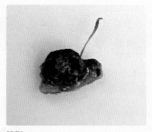

生後4日. 乾燥した臍の様子　　　　　　　　　　　　臍脱

18 頭髪，爪，耳，鼻の掃除：必要時，耳・鼻の掃除を行う．左手を使用し顔面を固定する．鼻の掃除の場合は正面，耳の掃除の場合は掃除をする耳の面に顔を向け，顔面が動かないよう実施者の左手で垂直に固定する．綿棒は短くもち，斜めから穴の表面をなでるように優しく拭く．頭髪はブラシを優しく使用し整え，必要時爪を切る

根拠 児が顔面を動かすため，綿棒などでの損傷を防ぐために顔面を固定する

19 後片づけ：施設の方針に則り，洗剤を使用し洗浄・乾燥・消毒液での拭き取りなどを行う

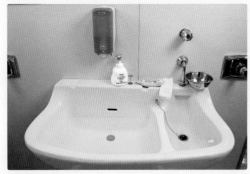
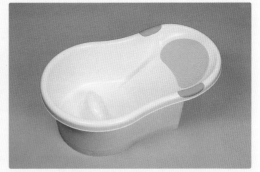

病院の沐浴槽の1例　　　　　　　　　　　自宅で使用するベビーバスの1例

ドライテクニック

目的

● 出生後早期の児に対し，付着している羊水や体液・血液を拭き取る

● 皮膚の保護・低体温の予防・生理的体重減少の回復促進の利点を得ながら皮膚の清潔を保つ

> **Point**
>
> 胎脂の役割として，体温を保つ，皮膚からの細菌の侵入を防ぎ皮膚を保護する，母親の匂いを感じるなどがある

環境整備

● 新生児は体温調節が未熟で容易に体温が低下しやすいので，室温管理も含め保温に配慮し環境整備を行う

● 短時間で実施できるよう，物品や動線を考慮しておく

● 実施者側の準備として，時計や指輪を外し，手洗いを実施し清潔を保つ

必要物品

● バスタオル2枚，着替え用ベビー服（肌着・服），紙おむつ，臍処置用アルコール，洗面器，綿花，綿棒，ヘアブラシ，手袋，膿盆

手 順

[準備]

1 環境整備を行う（室温24〜26℃，湿度50〜60％程度，隙間風などを確認する）

2 児が適した状態であるかを確認する［全身状態が安定（発熱がない，低体温ではないなど），児の空腹・啼泣時，満腹時は避け，授乳後1時間ほど空けて実施するのが望ましい］

3 更衣の際のバスタオル・衣類の準備を行う

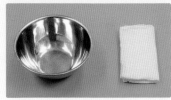

ドライテクニックの物品

[ドライテクニック]

1 スタンダードプリコーションに則り，手洗い・手指消毒を実施し，必要時手袋・防護具を装着する

2 汚染部位の確認：頭部，耳介，頸部，腋窩，鼠径部などは汚れやすい

 Point

汚れがひどい場合は，部分浴などを選択する

3 汚染部位の拭き取り：バスタオルをかけ，児の衣類を脱がす．洗面器の湯に湿らせた綿花を絞り，汚染部位を優しく拭き取る．水分をバスタオルで押し拭きする

 からだを拭いて気持ちよくなろうね．頭を拭かせてね．腋の下を拭かせてね

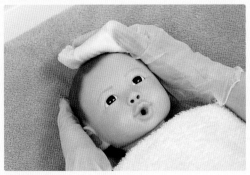

頭部を拭く

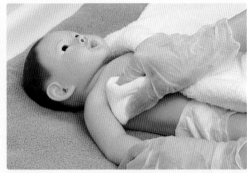

腋窩を拭く

4 更衣：おむつを陰部に軽く当て，先に更衣を行う

d. 更衣

目的

- 新陳代謝の活発な児の清潔を保つ

   根拠 新生児は新陳代謝が活発であり，発汗も多いため，1日に1回は更衣を行う

- 適切な衣類を選択し，体温調節を行うため，更衣の際は全身状態を観察する機会でもある

   🐻 Point

   睡眠を妨げないよう，State 1は避ける．また哺乳直後も溢乳しやすいため避ける

環境整備

- 新生児は体温調節が未熟で容易に体温が低下しやすいので，室温管理も含め，保温に配慮し環境整備を行う
- 転倒転落を起こさない十分な平らなスペースで実施する
- 更衣の際，実施者の手を温めてから行う

必要物品

- 肌着，産着，おむつ，バスタオル，手指消毒薬

手順

[脱衣]

1 手洗い・手指消毒を実施する

2 新生児が更衣に適した状況であるか判断する

3 更衣後の肌着と産着（必要時おむつ）をセットしてバスタオルの上に置く

 動画 5-20

4 産着と肌着のヒモ（ボタン）を外す

5 片方ずつ腕を袖から抜く．片方の手で肩関節を軽く下に押し下げ，もう片方の手で肘関節が引っかからないように袖を引き上げながら上肢の衣類を脱がせる

根拠 新生児は上肢をW，下肢をMの状態に曲げた姿勢をとっており，無理に引っ張ることで関節に負担をかけないように注意するため

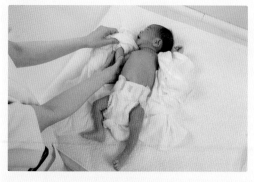

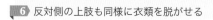 お着替えをさせてね．おててから脱ぐよ

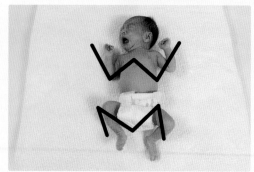

6 反対側の上肢も同様に衣類を脱がせる

[着衣]

7 あらかじめセットしておいた衣類（おむつ交換時はおむつも一緒に）を広げ，その上に安全に児を移動し寝かせる．この際の児の位置は，新生児の上肢がW型であることを考慮し，少し下の位置に新生児を寝かせるようにすると袖がそのまま通しやすい．おむつ交換が必要な際はおむつを当てる

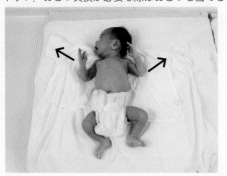

8 袖口をたぐり，袖口の外側から手を入れて手と手首を握る（迎え手）．そのまま，もう片方の手で服の袖口を肘まで通す．この際に，腕は引っ張らないように注意する

 おててを通すよ．お洋服を整えるよ

9 反対側の上肢も同様に着せる

10 肌着を身体に沿わせ，襟元は首元に合わせるようにして衣類のしわを伸ばしながら，ヒモを蝶結びに結ぶ

11 臀部を軽く持ち上げ，肌着の後ろ身頃を下に引き，しわを伸ばし整える

12 産着も同様にヒモを結ぶ（またはボタンをとめる）．ヒモはゆるみをもたせ過ぎず，蝶結びをする

13 着替えた着衣は，内側を閉じるようにして，落屑などを飛散させないように片づける

根拠 肘関節までしっかり上肢を通さないと動きが妨げられ，衣類がずれる原因にもなる

根拠 新生児は体動が激しく衣類がはだけやすいため，衣類のずれを予防し，体温喪失を防ぐため．縦結びは日本では古来より縁起がわるいといわれている．また，蝶結びに比べほどけやすい

e. おむつ交換

目的

● 新生児の皮膚を清潔に保ち，排泄状況（性状・回数など）の確認を行う

環境整備

● 短時間で済ませられるよう，物品や動線を考慮しておく

必要物品

● 紙おむつ，おしりふき（または湯にひたした綿花），おむつ
用ごみ箱，手指消毒液，（必要時手袋，ガウン）

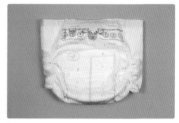

紙おむつ

手順

動画
▶
5-21

 スタンダードプリコーションに則り，手洗い・手
指消毒を実施し，必要時手袋・防護具を装着する

② 新しいおむつを広げておく

おむつをかえさせてね. 気持ちよくなろうね

おしりを上げるよ

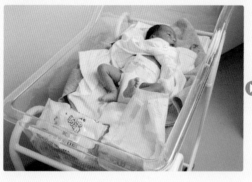

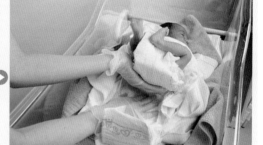

③ 装着中のおむつのテープを外し，右手で児の両足
を腹部の方向に屈曲させ，軽くおさえながら固定
する

④ 排泄物・皮膚の状態を観察する

根拠 両足をもち，上に引っ張ると股関節脱臼を起こ
す危険性があるため

⑤ おしりふきで前方から後方に向かって拭く．女児は陰唇，男児は陰嚢の裏が特に汚れやすいので注意する

👦 おしりを拭かせてね

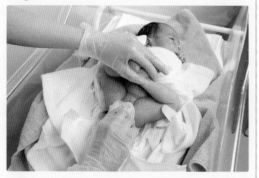

⑥ 汚れたおむつを，排泄物が内側になるように丸めて引き出す

⑦ おむつの前側を当て，テープで固定する．男児は陰茎を下に向けて閉じる．この際，指が1〜2本挿入できる程度のゆとりをもたせる．腹部や下肢の動きを確認する

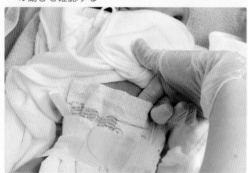

⑧ ギャザーの巻き込みを確認し，内側に巻き込まれている場合は引き出す

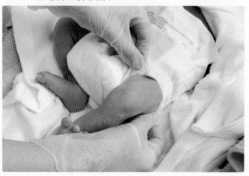

（Point）
胎便は粘度が高くこびりつきやすい．水分を多めに含ませたおしりふき，またはオリーブオイルなどを使用すると拭き取りやすい．便の量が多い時は一旦，おむつの前方のきれいな面で拭き取った後におむつを臀部に入れ込むようにするとおしりふきの量が少なく済む

（根拠） おむつがゆるいと漏れてしまうが，呼吸や下肢の動作を妨げないようにするため適度な余裕をもたせる必要がある．陰茎が上に向いていることで腹部臍周囲のおむつ汚染を防ぐため

（Point）
体重が小さい児は，おむつが大きく脱げやすいため，前側を一段織り込むようにしてからとめると固定されやすい

⑨ 衣類を整え，汚れたおむつをなるべく小さくして
テープでとめ，捨てる

おしりがきれいになって気持ちがいいね

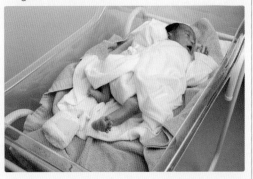

⑩ 授乳表に性状も含めて記入をする．排泄時間を確
認し，こまめに確認する

根拠 性状や回数・間隔の観察は大切である．長時間
排泄物が皮膚に接触するとおむつかぶれを起こしやす
いため，頻回におむつ交換を行う

＜紙おむつ＞

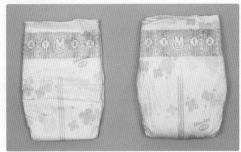 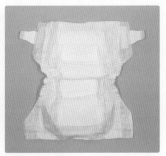

左：排尿なし（黄色），右：排尿あり（青）　　　　おむつを開いた時

＜布おむつ＞

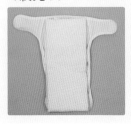 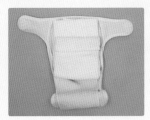 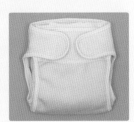

f. 抱っこ（横抱き）

目的

● 児の欲求に応え，愛着形成を促し，児との関係性を構築する

環境整備

● 実施者側の準備として，時計や指輪を外し，手洗いを実施し清潔を保つ．また，胸ポケットに名札や物品がある場合は移動しておく

必要物品

● 手指消毒液

手順

 スタンダードプリコーションに則り，手洗い・手指消毒を実施する

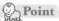 両手を使用し，児頭の後ろに手を挿入し，両手で頭部を支え少し持ち上げる．片方の手を軽く広げ，母指と四指を開き，手のひらも大きく使いながら後頭部から後頸部にかけてしっかりと支える

抱っこをさせてね．頭の下に手を入れるよ

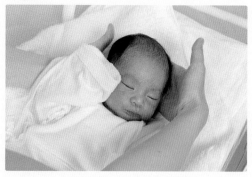

Point

抱き上げる際は温かな手で触れるようにし，動作はゆっくりと行う．児とアイコンタクトをとり反応をみて，コミュニケーションをとりながら行う

 もう片方の手を臀部の下に入れ，児を実施者の身体に沿わせるように近づけ，しっかりと安定させ抱き上げる

おしりを持ち上げるよ

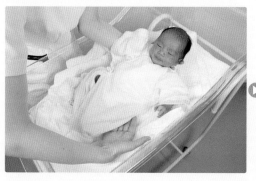 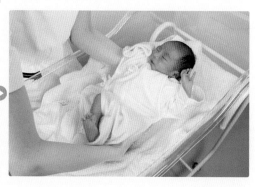

4 児を寄りかからせるようにして抱き，転落しない
よう注意する

 からだを起こすよ

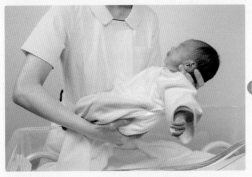 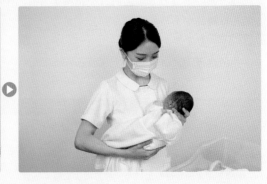

5 後頭部をしっかり支えながら臀部に入れた手を児
の身体を抱きかかえるように伸ばして抱く

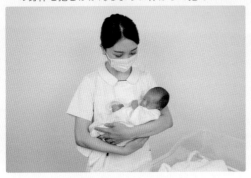

根拠 新生児は首がすわっていないため，後頸部を
しっかりと支えることが大切である

g. 児を落ち着かせるスキル

目的

● 啼泣している児を落ち着かせる

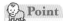 **Point**

児が泣くと，とまどう家族も多い．落ち着かせた後，なぜ泣いているか，赤ちゃんのサインを一緒に読み取れるように家族に寄り添う

環境整備

● 場合によっては，少し部屋を暗くする

必要物品

● バスタオル，手指消毒液

手順

 動画
▶
5-22

［縦抱き］

1 児に触れる前に手洗い・手指消毒を実施する

2 安定するようであればバスタオルで新生児をくるむ

3 抱っこの際，後頸部と臀部をしっかり支持する

4 児の全面を実施者に密着させる

5 実施者が少し身体を後ろに倒し，腹臥位に近い体位にする

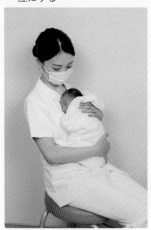

［スクワット］

1 縦抱きで後頸部と臀部をしっかり支持したまま，ゆっくりとスクワットをする

根拠 縦抱きでは横抱きに比べ啼泣がおさまりやすいという報告がある

根拠 母親が歩いている時は座っている時に比べ啼泣量が減ったという研究もあり，揺れや歩く振動が児にとって心地よい刺激である可能性がある
頭部に振動を与えないようにするため

第
5
章

新生児期

177

スクワットをするよ

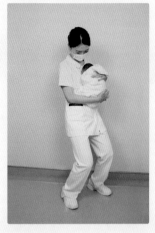

［横抱き］

1 縦抱きで啼泣が落ち着いた後，入眠に入る際は横抱きにして児の身体を密着させる

根拠 横抱きは啼泣後の入眠の際に有効といわれている

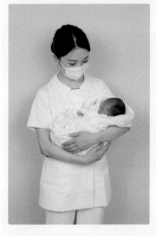

［手を口元にもっていく］

動画
▶
5-23

1 児の手を口元にもっていき，児が手を吸うことで安心して泣き止むことがある

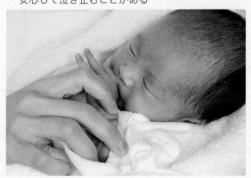

h. 哺乳瓶による授乳

目的

● 哺乳瓶を使用して哺乳を促す

環境整備

● 実施者側の準備として，時計や指輪を外し，手洗いを実施し清潔を保つ．また，胸ポケットに名札や物品がある場合は移動しておく

必要物品

● 手指消毒液，手袋，哺乳瓶，乳首，搾乳やミルク

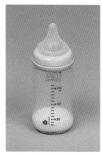
哺乳瓶

手順

1 手洗い・手指消毒・手袋を装着する
2 新生児の排泄を確認し，おむつを取り替えておく
3 哺乳量を確認する
4 搾乳（冷蔵庫）の場合，お湯の入った容器に哺乳瓶を入れて温める．ミルクの場合は，必要量を調乳する．熱湯で調乳するため，適温まで温度が下がるのを待つ
5 新生児を抱き，顎の下にガーゼを当てる
6 哺乳瓶の空気穴を確認し，空気穴が上になるようにもつ

根拠 やけどを防止するため

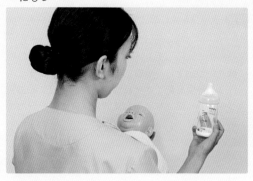

7 乳首を口元に当て，探索反射に合わせ開口を待って乳首を舌の上にのせる

 ミルク（おっぱい）を飲もうね

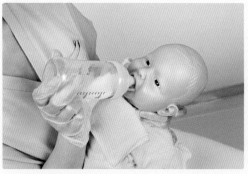

8 開口がしっかり行えている様子を確認し，必要で
あれば開口し両唇がしっかり開き正しく飲めるよ
うに修正する

9 吸啜を確認し，哺乳瓶は45°程度に傾け授乳を行
い飲み方や児の様子を観察する

😊 **おいしいね．上手に飲めているね**

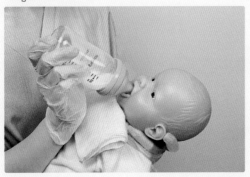

10 哺乳終了後，示指で顎を少し下げながら外すか，
哺乳瓶を水平にしながら乳首を外す

11 哺乳量を確認する

動画
▶
5-24 **12** 排気を行う．実施者の膝の上に座らせる，または
実施者の肩に新生児の頭をのせ，背中を上に向け
てさするか軽く上に向けてたたく．座らせて行う
場合，片手を児の腋の下に入れる，顎を支えるな
どして実施者の手に児の上半身をのせ少し前に傾
けるようにし，もう片方の手で児の背中をさする，
または軽くたたく

😊 **げっぷがでるかな**

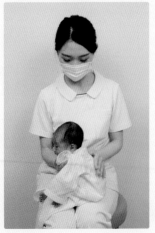

（根拠） 上半身を少し起こすことで排気がされやすくな
るため

 Point

排気については，母親の授乳後の排気も同様に
行う．背中を起こすと反り返る反射が起こるこ
ともあり，慣れない場合は膝に座らせて行った
ほうがよい

i. 早期母子接触

目 的

● 出生直後の早期母子接触により母子関係構築を促進する

環境整備

● 室内空調調整などは「a. 環境整備−室内の環境整備」の項に準ずる

● 安全に実施するため，ベッド柵を上げておきナースコールを確認しておく

必要物品

● 手指消毒液，手袋，パルスオキシメーター

手 順

1 母の実施の希望，母児が早期接触の基準を満たしていること，安全を守り実施できる状況であることを確認する

2 母親の胸腹部の汗を拭き取り，胸を開ける

3 新生児はパルスオキシメーターを装着した状態で，服を着る，またはバスタオルに背部がくるまれ保温が保てる状態で，胸を開け，新生児の顔を横に向け，裸の胸と胸を合わせるように母親の胸の上にのせる

4 母親の両手でしっかりと児を支えるように伝え，安楽な姿勢であることを確認する

5 母子の位置，安全柵がされていること，パルスオキシメーターの可動を確認する

6 パルスオキシメーターの異常音がある場合，児の様子がおかしい場合，児に冷感がある場合はナースコールで知らせるように伝える

7 30分以上，または児が吸啜をすることを確認するまで行う

根拠 出生直後は呼吸循環が急変しやすいため，転倒転落を起こさないため

早期母子接触の適応基準，中止基準（経腟分娩対象）

	適応基準		中止基準
母親	実施の意思がある	母親	傾眠傾向
	バイタルサインが安定している		医師・助産師が不適切と判断する
	疲労困憊していない	児	呼吸障害がある
	医師・助産師が不適切と認めていない		SpO_2：90％未満となる
児	胎児機能不全がなかった		ぐったりし活気に乏しい
	新生児仮死がない		睡眠状態となる
	正期産新生児		医師・助産師・看護師が不適切と判断する
	低出生体重児でない		
	医師・助産師・看護師が不適切と認めていない		

[日本周産期・新生児医学会：「早期母子接触」実施の留意点. <https://www.midwife.or.jp/pdf/h25other/sbsv12_1.pdf> （2024年2月26日閲覧）を参考に作成]

第5章

新生児期

C サポート技術

a. 母子同室への支援

　母子同室の利点として，母親が児との生活に慣れ，児のサインを読み取ることができる，いつでも母乳をあげられるため母乳育児の確立に有効であるといった点があげられるが，産後ならではの注意点も説明が必要である．安心して母子同室ができるようコミュニケーションについて説明する

▨ 産婦への説明方法

[母子同室に関する説明]

母子が一緒に過ごすことで，赤ちゃんはおっぱいが欲しい時，抱っこして欲しい時，いつでも一緒にいることで安心して過ごすことができます．お母さんは，特に初めての場合，赤ちゃんからのサインを読み取るのが難しいと感じるかもしれませんが，一緒に過ごすうちに赤ちゃんのリズムがわかるようになるので，退院後の育児の心配が少なくなると思います．また，赤ちゃんからのサインに合わせてすぐに授乳することができるので，母乳育児を希望する場合もスムーズに進められるというメリットがあります

3時間おきには授乳があるので，赤ちゃんの睡眠に合わせて，お母さんも合間は一緒にゆっくり休めるようにリズムをつくっていけるとよいですね

[注意点の説明]

- 安全や事故防止のポイントについて簡潔に説明する
- 母子同室中も必要に応じて援助希求行動がとれるような声かけを行う

赤ちゃんと一緒に過ごす際の注意点ですが，盗難や事故防止のため，赤ちゃんを一人にしないようにしてください．そのため，おやすみになりたい時や，面会などでお部屋を出る際は必ず，スタッフに預けてください

転落防止のため，おやすみになる時は赤ちゃんをベビーコットに寝かせてください．また，窒息予防のため，顔の近くにおもちゃやタオルなどは置かないようにしましょう

授乳やおむつ交換の時に哺乳表を記載してください．授乳の回数や変化，赤ちゃんの排泄の状態を確認することで，赤ちゃんのリズムや健康状態を把握することができます

感染予防のために手洗いや手指消毒をしてください

安心して赤ちゃんと一緒に過ごせるようにサポートさせていただきますので，困った時や必要な時はいつでもスタッフに声をかけてください

b. 退院後の生理的変化についての指導

退院後は入院中の環境と異なり，自宅に医療者がいない状態である．母親と家族が児のサインを読み取りながら育児を進めていく．そのため，新生児の生理的変化や適切な養護環境を理解し育児ができるか，母親が見通しをもち，自律して児の観察・育児ができるようインフォームドコンセントを行う．

▒ 産婦への説明方法

[母親の状況・ニーズの確認]
● 退院に向けて母親の気持ち・ニーズを確認する
● 退院後のサポート状況について確認しておく

退院に向けてご自身や赤ちゃんのことで心配なことはありますか

[環境調整について]
● 児の体温調節のポイントについて簡潔に説明する
● 感染予防について簡潔に説明する

赤ちゃんは周りの環境温度に左右されやすいです．室温・衣類・掛け物で調整してください．着せ過ぎて暑い場合もあるので，熱が高い場合などは発熱かどうかの判断のためにも衣類や掛け物を調整し，確認してみてください

冷暖房器具を使用する際は，直接風が当たらないようにしましょう．また，暖房使用時は加湿をしてください

赤ちゃんは抵抗力も弱いです．爪を切り，こまめに石鹸で手洗いをして清潔な手で触りましょう．また，風邪をひいている人に近づけない，しばらく人込みには連れていかないようにしましょう

[黄疸について]
● 現在の児の黄疸の状況について説明する
● 今後の生理的変化について説明する
● 黄疸増強時の異常の鑑別についてのポイントを説明する

Aさんの赤ちゃんの黄疸は昨日よりも強くなっていますが生理的範囲内です．生理的黄疸はだいたい4〜5日目がピークといわれており，これから少しずつ黄疸がなくなってくる可能性が高いです．母乳育児の場合は母乳性黄疸といって1ヵ月頃まで皮膚の黄色味が残ることがあります

皮膚の色，母乳・ミルクの飲み方，排泄の状況を，ご自宅でも引き続き確認してください．黄疸が強くなる場合，皮膚全体の黄色味が強くなり，指先などの末端や白目なども黄色味が強くなったり，元気がなくなんとなく眠っている時間が多くなったり，また，排泄の量が減ってくることもあります．その場合は病院に連絡してください

（短い間隔での黄疸チェックの受診が必要な場合）次回は，〇日〇時〜黄疸の確認のための受診が〇〇（場所：病棟または外来）であります

［授乳について］

- 哺乳表をつけることを勧める
- 現在の授乳の状況と次回までの方針を説明する
- 母親の意向・現在の状況・見通しも含めて説明する
- 哺乳がうまくいっているサイン，母乳不足のサインについて説明する

赤ちゃんのリズムの確認のために，哺乳表はしばらくつけておくとよいと思います

昼夜逆転となり夜の授乳も多いですが，赤ちゃんに合わせてゆっくりやすみましょう

赤ちゃんが欲しがる時には欲しがるだけ授乳しましょう

（母乳の場合）1日8回以上授乳できているか，個人差もありますが，うんちが1日1回以上，おしっこが6回以上ぬれているかを確認してください．極端に授乳量や排泄量が減っている時，赤ちゃんが寝てなかなか起きない，ぐったりしているようにみえる時は哺乳量が足りていない可能性もあるので相談してください

（混合・ミルクの場合）Aさんのおっぱいの分泌はこれからスイッチが本格的に入り軌道にのってくると思います．また，赤ちゃんも体重が増えると飲み取る力も強くなり相乗効果で母乳育児が軌道にのります．次回の健診までは様子をみながらミルクを足していきましょう（具体的に方針があれば：授乳のたびにミルクを〇cc足してください）．おっぱいが張ってよく出てきた，飲まれた後に張りがなくなるサインがある，赤ちゃんの排泄も増え満足するような様子がみられてきた場合，母乳の分泌が増えていることが予想できます．そのような場合，ミルクを足すと授乳の間隔が空いてくるようであれば，ミルクの量や回数を少しずつ減らして様子をみてください

排泄が減ってくる場合，授乳間隔が頻回になってくる場合は，哺乳量が足りていないこともあるので相談してください

赤ちゃんはこれから，だいたい1日20g程度体重が増え，2〜3週間で出生体重に戻ります．次回の健診の際にまた成長を確認します

［皮膚］

- 皮膚の生理的変化についてポイントを簡潔に説明する

赤ちゃんは新陳代謝が活発です．1日に1回沐浴をしましょう．2週間を過ぎると皮脂分泌が多くなるため，脂漏性湿疹といって顔や頭ににきびのように湿疹ができやすくなります．石鹸でよく洗い保湿してあげましょう

 頻回におしっこやうんちがあるのでかぶれることがあります．おむつをこまめにかえ，おしりを温かいお湯につけて洗う，水分を多く含ませたもので優しく拭く，保湿することも効果的です

[臍]
● 臍脱後についてポイントを簡潔に説明する

 （臍脱していない場合）お臍は1週間～10日ほどで自然にとれます．万が一出血した，においが気になる，ぐじゅぐじゅしている時は，消毒をしてみてください．臍がとれた後にイボのようなものが残る場合などは相談してください

[よくある生理的症状について]
● 児の生理的特徴に関するよくある質問について，ポイントを簡潔に説明する

 胃に物が入ると，刺激で横隔膜がけいれんしてしゃっくりが起こります．なかなか止まらないと心配になることもありますが，生理的なものです

 赤ちゃんは鼻が低く鼻の穴も小さいこと，気温の変化にも敏感なことから，鼻水が溜まりやすく鼻をフガフガとしていることがあります．顔色や機嫌もよく，おっぱいもよく飲めていれば心配はいりません

 赤ちゃんは涙が出る管が細いので，目やにが出やすいためよく拭いてあげてください．目が赤くなり充血したり，目やにが増えたりするようであれば相談してください

 赤ちゃんは胃から食道に逆流しやすい胃の形をしているので，おっぱいを吐きやすいです．噴水のような吐き方をしている，おなかがパンパンに張ってぐったりしている，などの症状がある時は相談してください

 成長するに従い，腸などの消化器官が未熟な赤ちゃんは，便の状態や排便のリズムが安定しにくく便秘になりやすいといわれています．おなかの「の の字」マッサージやオイルをつけた綿棒を肛門に1～2 cm挿入しくるくる回す「綿棒刺激」をしてみるのもよいです．母乳の量やおしっこの量が問題ない，おなかの張りはあるが気持ちわるそうにしていない様子であればしばらく様子をみても問題ありません．気になる症状があり，数日排便がなく心配な場合は相談してください

[泣きとの付き合い方について]

● 児からのサインや対応も踏まえ，共感的にポイントを説明する

● 援助希求行動がとれるよう連絡先を説明する

 赤ちゃんが泣く理由は様々です．おなかがすいた・おむつが汚れて気持ちがわるい・暑い・寒い・眠い・甘えたいなどです．赤ちゃんが泣くことで不安になってしまうこともあると思いますが，赤ちゃんはお母さんに泣くことでメッセージを伝えています．話しかけながら，赤ちゃんの表情をみたり，おむつをみたり，抱っこをしたりしてみましょう

 赤ちゃんはおなかにいる時からよく耳が聞こえています．お母さんが抱っこした時にぼんやりとお顔がみえています．抱っこされると温かさを感じ，目をみてよくお話すると赤ちゃんはどんどん反応してくれるようになります．触れ合うことで赤ちゃんの気持ちを安定させ，心の発達にもつながります

 つらくなってしまう時は，いつでも病院に連絡してください

[事故予防]

● 帰宅後に起こりやすい事故，予防について，ポイントをあげて簡潔に説明する

 まだ赤ちゃんは自分で動くことができませんが，起こりやすい事故もあります．例えば，窒息・誤飲を防ぐためにも，顔の周りに物を置かない，落下物に気をつける，ベッドに寝かせる際は柵を上げて転落に注意する，お風呂でのお湯の温度を確認してやけどをさせないなどに注意してください

 （兄弟がいる場合）特に，小さいおもちゃなど危ないものを周囲に置かない，踏まれないように気をつけてください

 寝かせる際は，仰向けに寝かせましょう．少し怖い話ですが，新生児乳幼児突然死症候群といって，眠っている間に何の前触れもなく亡くなってしまう病気があります．予防のためにも，うつぶせ寝はしないようにしましょう．また，赤ちゃんの周りでタバコを吸わないようにしてください

[異常時の受診の目安]

● 児の観察のポイントについて説明する

● 異常時の受診のポイント，受診先について説明する

 赤ちゃんはおっぱいをよく飲み，排泄もよく，機嫌がよければ基本的に心配することはありません．しかし，何となくぐったりして元気がない，不機嫌，熱がある，呼吸が苦しそう，下痢が続く，うんちの色が赤や白っぽくなる，お母さんがみて「何となくいつもと違って様子がおかしい」という場合は異常の可能性があるので，○○に相談し受診してください

［次回の健診・連絡先について］

● 次回の健診の日程を確認する

● 相談窓口について一緒に確認し，いつでも援助希求行動がとれるように伝える

 Aさんの次回の健診は，〇月〇日〇時〜の2週間健診です．〇〇病院の〇階の外来で行います

 次回の健診までの間に困った時はいつでも連絡をしていただいて構いません．その際は，〇〇にご連絡ください．夜間救急の場合は〇〇にご連絡ください（パンフレットなどがあれば，記載先の電話番号を一緒に確認する，母のことは産科，児のことは小児科と受診先が異なる場合は，それも含めて伝える）

母乳だけで育つ乳児の体重増加の目安

▷ WHO/UNICEF
・出生後数日の体重減少は7〜10%
・生後2〜3週間で出生体重に戻る
・生後6ヵ月で出生体重の2倍，1年で3倍になる

▷ 国際ラクテーション・コンサルタント協会
・生後3日間の体重減少は7%未満
・生後5日までは1日20〜35g増える
・生後10日までに出生体重に戻る
・生後3ヵ月は1日20〜35g増える

▷ ラ・レーチェ・リーグ・インターナショナル
・生後10日〜2週間以内に出生体重に戻る
・生後3〜4ヵ月までは1日平均24g（16〜20g）増
・生後4〜6ヵ月までは1日16〜20g増

第5章

新生児期

HUG Your Baby育児支援プログラム

近年，育児不安や子育てのしにくさを訴える母親が増えています．特に，産後1ヵ月までの母親の育児不安や養育能力の低さは，深刻な子ども虐待につながることが明らかにされています[a]．

Help-Understanding-Guidance（HUG）Your Baby 育児支援プログラム（HUGプログラム）は，新生児を家族に迎えたばかりの両親に，新生児の行動をわかりやすく説明することを目的に国内外で普及されています[b]．

国内では，子どもが泣き止まないことへのいらだちが実母・実父を追い込み，新生児への虐待につながることが問題視され，日本版HUGプログラムが開発されました[c]．このプログラムへの参加者は，参加者同士交流しながら新生児の行動について学習し，肯定的な育児行動を継続できることを目指します．

文献

a) 厚生労働省：社会保障審議会児童部会児童虐待等要保護事例の検証に関する専門委員会：子ども虐待による死亡事例等の検証結果等について（第18次報告）の概要，2022．<https://www.mhlw.go.jp/content/11900000/01.pdf>（2024年2月26日閲覧）
b) Japanese-HUG Your Baby. <https://www.hugyourbaby.org/japanese-hug-your-baby>（2024年2月26日閲覧）
c) 飯田真理子ほか：日本語版"HUG Your Baby"育児支援プログラムの開発．日助産会誌 **31**：187-194, 2017

付　録

妊娠週数に応じた子宮底長の推移

妊娠期	妊娠月数	妊娠週数	今井	安藤	荒木ら 実測値平均	恥骨結合上縁から 子宮底までの高さ	子宮底長の 概算法
妊娠初期	第 4 ヵ月	妊娠 12～15 週				12 cm	妊娠月数×3
妊娠中期	第 5 ヵ月	妊娠 16～19 週				15 cm	
	第 6 ヵ月	妊娠 20～23 週	15 cm～	15 cm～	18.8 cm～	18～21 cm	
	第 7 ヵ月	妊娠 24～27 週	18 cm～	20 cm～	22.0 cm～	21～24 cm	
妊娠後期	第 8 ヵ月	妊娠 28～31 週	21 cm～	24 cm～	26.3 cm～	24～27 cm	妊娠月数×3+3
	第 9 ヵ月	妊娠 32～35 週	24 cm～	28 cm～	29.0 cm～	27～30 cm	
	第10ヵ月	妊娠 36～39 週	27 cm～	31 cm～	32.4 cm～	30～33 cm	
	第11ヵ月	妊娠 40 週	30 cm～	35 cm～	34.3 cm～		

子宮底長の計測法

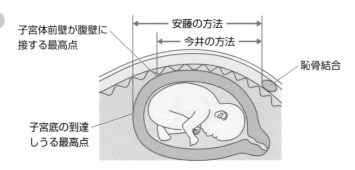

妊娠週数に応じた胎児の標準体重

a. 胎児発育曲線

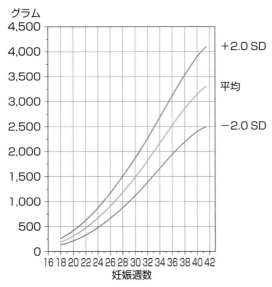

b. 妊娠週数に応じた胎児推定体重の平均値

妊娠週数	平均値(g)	妊娠週数	平均値(g)
18 週 0 日	187	30 週 0 日	1,470
19 週 0 日	247	31 週 0 日	1,635
20 週 0 日	313	32 週 0 日	1,805
21 週 0 日	387	33 週 0 日	1,980
22 週 0 日	469	34 週 0 日	2,156
23 週 0 日	560	35 週 0 日	2,333
24 週 0 日	660	36 週 0 日	2,507
25 週 0 日	771	37 週 0 日	2,676
26 週 0 日	892	38 週 0 日	2,838
27 週 0 日	1,023	39 週 0 日	2,989
28 週 0 日	1,163	40 週 0 日	3,125
29 週 0 日	1,313	41 週 0 日	3,244

[日本産科婦人科学会周産期委員会：胎児計測と胎児発育曲線について．<https://www.jsog.or.jp/public/shusanki/taiji_hatsuiku_kyokusen.pdf>（2024 年 2 月 26 日閲覧）より引用]

c. 妊娠月数・週数に応じた胎児推定体重の目安

妊娠期	妊娠月数（M）	妊娠週数	jsog による基準値（平均値）	榊概算法（g）（M³ × 3）	Stratz 法（g）	記憶に便利な概数
妊娠中期	第 6 ヵ月	妊娠 20〜23 週	313〜560 g	$6^3 × 3 = 648$	620	650
	第 7 ヵ月	妊娠 24〜27 週	660〜1,023 g	$7^3 × 3 = 1,029$	1,250	1,000
妊娠後期	第 8 ヵ月	妊娠 28〜31 週	1,163〜1,635 g	$8^3 × 3 = 1,536$	1,600	1,500
	第 9 ヵ月	妊娠 32〜35 週	1,805〜2,333 g	$9^3 × 3 = 2,187$	2,200	2,000
	第10ヵ月	妊娠 36〜39 週	2,507〜2,989 g	$10^3 × 3 = 3,000$	2,950	3,000
	第11ヵ月	妊娠 40 週	3,125 g〜			

バイオフィジカルプロファイルスコア（biophysical profile score：BPS）

- NST 所見の他，超音波検査により，胎児の呼吸様運動，胎動，筋緊張，羊水量（羊水ポケット）を観察する．
- 5 項目それぞれ，正常を 2 点，異常を 0 点とし，合計得点が 8 点以上あれば，胎児は well-being であると評価する．
- ［現在は，NST 所見と amniotic fluid index（AFI）の 2 項目のみを観察し，母体に負担をかけない modified BPS という評価方法が主流となっている］

観察項目（観察時間）		判定	
		正常（2 点）	異常（0 点）
NST（20 分間）*	一過性頻脈の有無	胎動に伴う 15 bpm 以上・15 秒以上の一過性頻脈が 2 回以上（＝reactive）	胎動に伴う 15 bpm 以上・15 秒以上の一過性頻脈が 2 回未満
超音波検査	呼吸様運動の有無	30 秒以上続く呼吸様運動が 1 回以上	30 秒以上続く呼吸様運動がない
（30 分間）	胎動の有無	連続する全身または四肢の活発な運動が 3 回以上	連続する全身または四肢の運動が 3 回未満
	筋緊張の有無	四肢の伸展屈曲，または，手掌の開閉が 1 回以上	四肢の伸展屈曲，手掌の開閉のいずれもない
	羊水量**	羊水ポケットが 2 cm 以上	最大羊水ポケットが 2 cm 未満

＊：他の 4 項目が正常であれば，省略できる
＊＊：他のスコアが正常であっても，異常（0 点：最大羊水ポケットが 2 cm 未満）の場合には，精査が必要となる

産褥期

子宮底の高さの正常経過（基準）

分娩後 12 時間	臍高〜臍上 1〜2 横指
産褥 1 日目	臍下 1〜2 横指
産褥 3 日目	臍下 2〜3 横指
産褥 4〜5 日目	臍・恥骨結合の中央
産褥 7〜10 日目	わずかに触れる

悪露の正常経過（基準）

産褥 1〜2 日	赤色悪露
産褥 3 日〜1 週	褐色悪露
産褥 1〜3 週	黄色悪露
産褥 3〜5 週	白色悪露

乳汁分泌の 5 段階

乳汁生成各期	時期	特徴
乳汁生成 I 期	妊娠中期〜産褥 2 日目	・妊娠中期から妊娠末期にかけて乳汁産生が開始するが，産褥 1〜2 日目頃までは多量のエストロゲンとプロゲステロンの働きにより，乳汁は本格的には分泌されない ・この時期に分泌される乳汁は初乳と呼ばれ，感染防御因子を多く含む
乳汁生成 II 期	産褥 3 日目〜8 日目	・母親のプロゲステロン濃度が急激に低下することにより引き起こされる ・乳汁の分泌量が急激に増加し，乳房の充満や熱感を感じる ・内分泌調整から自己分泌調整へと切り替わる
乳汁生成 III 期	産褥 9 日目〜乳房退縮期 （最終の授乳〜約 40 日）	・乳汁分泌が確立し維持される ・授乳もしくは搾乳により乳房から取り除かれる乳汁量により乳汁産生が決まる

新生児期

バイタルサインの基準値

	通常時	特記
呼吸	40〜50回/分 多呼吸60回/分以上	啼泣, 動作, 発熱などにより変動. 出生後4時間程度は10%程度の児で60回/分以上の呼吸がみられることがある
心拍	出生直後：150〜180回/分 安静時：110〜140回/分 入眠時：100回/分 啼泣時：180回/分	啼泣, 動作, 発熱などにより変動. 220回/分以上の頻脈が持続する場合は不整脈の可能性が高い
体温	36.5〜37.5℃	出生直後は37.5〜38.0℃であるが, その後熱喪失により低下しやすい. 10〜15時間で37.0℃前後に安定 運動, 沐浴などにより変動 直腸温は腋窩温より0.5〜1.0℃高い 低体温：36.5℃以下 高体温：38.0℃以上

ビリルビンの基準値

a. ローリスク母乳育児の新生児の経皮ビリルビン値の平均値

日齢	1	2	3	4
経皮ビリルビン値	5.8	9.3	11.6	12.5

[Shinohara E et al：Jpn J Nurs Sci **18**：e12372, 2021より引用]

b. 光線療法の基準値

● 国内において光線療法適応の基準値としては, いくつかの基準が用いられている. 代表的なものは, 村田・井村による光線療法の基準である. 以下に示す.

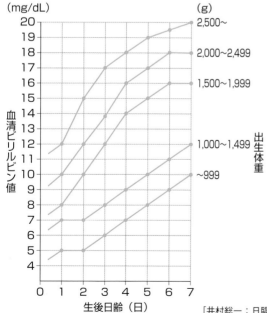

[井村総一：日臨 **43**：1741-1748, 1985より引用]

付
録

193

排泄回数の基準値

	尿の回数	便の回数
生後 24 時間	1 回	胎便 1 回
2 日目	2〜3 回	胎便 2 回
3 日目	4〜6 回	移行便 3 回〜
4 日目	薄い黄色の尿 4〜6 回	移行便 4〜6 回
5 日目	無色の尿 6〜8 回	黄色便 3〜4 回
6 日目	無色の尿 6〜8 回	4 回以上

[水野克己:小児臨 **64**:1795-1804, 2011 より引用]

参考文献

第1章　母性看護技術の考え方

1) 中村幸代：看護過程の考え方．根拠がわかる母性看護過程―事例で学ぶウェルネス志向型ケア計画，中村幸代（編），南江堂，p9-21，2018

第2章　妊娠期

1) 平澤美恵子ほか（監）：新訂版 写真でわかる助産技術アドバンス［Web動画付］―妊産婦の主体性を大切にしたケア，安全で母子に優しい助産のわざ，インターメディカ，2021
2) 中村幸代（編）：根拠がわかる母性看護過程―事例で学ぶウェルネス志向型ケア計画，南江堂，2018
3) 森　恵美ほか：母性看護学 [2] 母性看護学各論，第14版，医学書院，2021
4) 永井敏枝（監）：ビジュアル看護技術 観察・検査・処置，中央法規出版，2000
5) 我部山キヨ子ほか（編）：アセスメント力を磨く 助産師のためのフィジカルイグザミネーション，第2版，医学書院，2018
6) 堀内成子（編）：母性看護，第2版，照林社，2017
7) 杉村　基：下腿浮腫―HDP・VTE・周産期心筋症．産婦の実際 **67**（10）：1115-1120，2018
8) 平澤美恵子ほか（監）：新訂版 写真でわかる母性看護技術アドバンス［Web動画付］―褥婦・新生児の観察とケア，母乳育児を理解しよう！，インターメディカ，2020
9) 中村幸代ほか：妊婦健診に携わる看護職の冷え症ケア実施の実態と影響要因．日助産会誌 **34**（2）：133-142，2020
10) 中村幸代：根拠に基づく冷え症ケア，日本看護協会出版会，2019
11) 日本産科婦人科学会ほか：産婦人科診療ガイドライン―産科編2008，日本産科婦人科学会，2008
12) 藤井知行（編）：週数別妊婦健診マニュアル，第2版，医学書院，2021
13) 梁　栄治：助産師と研修医のための産科超音波検査，第2版，診断と治療社，2015
14) 久具宏司（監），畑田みゆき（編）：周産期ビジュアルナーシング―見てできる臨床ケア図鑑，学研メディカル秀潤社，2017
15) 竹内翔子：会陰裂傷は予防できる？―会陰マッサージと会陰部温罨法．ペリネイタルケア **37**（12）：1151-1155，2018
16) 荒木　勤：最新産科学―正常編，第22版，文光堂，東京，2008
17) 武谷雄二ほか（監）：プリンシプル産科婦人科学 2―産科編，第3版，メジカルビュー社，東京，2014
18) Manning FA：Fetal biophysical profile. Obstet Gynecol Clin North Am **26**：557-577, 1999

撮影協力 玉川病院，山本助産院

第3章　分娩期

1) 有森直子（編）：母性看護学 II―周産期各論―質の高い周産期ケアを追求するアセスメントスキルの習得，第2版，医歯薬出版，2020
2) 中村幸代（編）：根拠がわかる母性看護過程―事例で学ぶウェルネス志向型ケア計画，南江堂，2018
3) 岩田塔子：微弱陣痛編―陣痛が弱いときにできる助産師の技は？　ペリネイタルケア **40**（8）：741-747，2021
4) 松野早苗ほか：分娩進行のアセスメント―陣痛の強さ．ペリネイタルケア **38**（12）：1161-1165，2019
5) 水村友香ほか：内診のコツとタイミング．ペリネイタルケア **38**（12）：1151-1155，2019
6) 佐々木くみ子（編）：助産師基礎教育テキスト―2024年版―第5巻―分娩期の診断とケア分娩期の診断とケア，日本看護協会出版会，2024
7) 森　恵美ほか：母性看護学 [2] 母性看護学各論，第14版，医学書院，2021
8) 我部山キヨ子ほか（編）：アセスメント力を磨く 助産師のためのフィジカルイグザミネーション，第2版，医学書院，2018
9) 村越　毅（監），入駒慎吾（著）：図表でわかる無痛分娩プラクティスガイド，メジカルビュー社，2018
10) 川添太郎ほか（監），照井克生（著）：硬膜外無痛分娩―安全に行うために，南山堂，2015
11) 落合友恵ほか：助産師面談に関する実践報告―アドバンス助産師の活用をめざして．鹿児島母性衛生会誌（24）：18-23，2020
12) 上野真希：初産婦が出産中の行動をイメージするためのバースプラン．助産誌 **74**（7）：534-540，2020
13) 朝羽　瞳ほか：無痛分娩（硬膜外麻酔）実施の手順．ペリネイタルケア **37**（6）：528-533，2018
14) 蓮田　健：麻酔中の分娩進行のアセスメントと介入のタイミング．ペリネイタルケア **37**（6）：534-537，2018
15) 無痛分娩の安全が提供体制の構築に関する提言＜https://www.mhlw.go.jp/file/06-Seisakujouhou-10800000-Iseikyoku/0000204860.pdf＞（2024年2月26日閲覧）
16) 野中　悠ほか：助産師の役割と分娩介助のコツ．ペリネイタルケア **37**（6）：543-547，2018
17) 菅原理沙ほか：愛育病院における「麻酔分娩学級」（集団指導）の実際と保健指導．ペリネイタルケア **37**（6）：561-566，2018

撮影協力 玉川病院，山本助産院

第4章　産褥期

1) 小黒道子：産褥期の看護．アセスメントスキルを修得し質の高い周産期ケアを追求する母性看護学 II周産期各論，有森

　　　直子（編），医歯薬出版，p260-261，2015
2）平澤美恵子ほか（監）：新訂版 写真でわかる母性看護技術アドバンス―褥婦・新生児の観察とケア、母乳育児を理解しよう！，インターメディカ，p20-42，p126-140，2020
3）中込さと子：子宮復古のアセスメントと子宮底の輪状マッサージ．ナーシンググラフィカ母性看護学③母性看護技術，第5版，荒木奈緒ほか（編），メディカ出版，p131-135，2022
4）永澤規子：褥婦のケア．根拠と事故防止からみた母性看護技術，第2版，石村由利子（編），医学書院，p248-364，2016
5）亀井良政ほか：産褥期における看護．母性看護学[2]母性看護学各論，第14版，医学書院，p322-331，2021
6）東野妙子：バースレビューの方法．ペリネイタルケア **25**（8）：761-765，2006
7）大久保功子ほか：バースレビューの心得．助産誌 **69**（12）：982-1002，2015
8）坪井陽子ほか：産科における褥婦に対する退院指導の実態．山口母性衛会誌 **37**：5-11，2021
9）堀部梨可：退院指導．ペリネイタルケア **31**（5）：491-495，2012
10）新垣達也ほか：選択的帝王切開分娩の流れ【術後】．ペリネイタルケア2018新春増刊：83-103，145-152，2018
11）宮内清子ほか：帝王切開の看護過程（ハイリスク）．根拠がわかる母性看護過程―事例で学ぶウェルネス志向型ケア計画，中村幸代（編），南江堂，p154-161，2018
12）稲光　毅ほか：助産師が知っておきたい―2週間健診＆1ヵ月健診での母子支援．助産誌 **73**（6）：442-467，2019
13）江藤宏美ほか：産後の2週間・1ヵ月健診―母子のアセスメント＆ケア―メンタルヘルス・母乳育児・新生児の発達まで気になるサインを見逃さない．ペリネイタルケア **38**（10）：932-991，2019

第5章　新生児期

1）森　恵美ほか：母性看護学[2]母性看護学各論，第14版，医学書院，p256，2021
2）大木　茂（編）パーフェクト版新生児のフィジカルアセスメント―正期産児からLate preterm児、早産児まで（With NEO 2020年秋季増刊），メディカ出版，2020
3）江藤宏美（編）：助産師基礎教育テキスト―2024年版―第6巻―産褥期のケア/新生児期・乳幼児期のケア，日本看護協会出版会，2024
4）日本蘇生協議会：2020年度版NCPRアルゴリズム．＜http://www.ncpr.jp/guideline_update/pdf/ncpr_algorithm2020.pdf＞（2024年2月26日閲覧）
5）平澤美恵子ほか（監）：新訂版 写真でわかる母性看護技術アドバンス［Web動画付］―褥婦・新生児の観察とケア，母乳育児を理解しよう！，インターメディカ，2020
6）石村由利子（編）：根拠と事故防止からみた母性看護技術，第3版，医学書院，2020
7）荒木奈緒ほか（編）：ナーシンググラフィカ母性看護学③母性看護技術，第5版，メディカ出版，2022
8）田中太平：新生児の正常・異常みきわめブック正期産児編―豊富な写真で正常所見と疾患がわかる，メディカ出版，2019
9）中村幸代（編）：根拠がわかる母性看護過程―事例で学ぶウェルネス志向型ケア計画，南江堂，2018
10）新生児黄疸管理研究会：黄疸計JM-105の推奨使用法．2021年3月．＜https://square.umin.ac.jp/sinseiji-oudan/%E9%BB%84%E7%96%B8%E8%A8%88JM-105%E3%81%AE%E6%8E%A8%E5%A5%A8%E4%BD%BF%E7%94%A8%E6%B3%95.pdf＞（2024年2月26日閲覧）
11）WHO：WHO recommendations on postnatal care of the mother and newborn（2013）．＜http://apps.who.int/iris/bitstream/handle/10665/97603/9789241506649_eng.pdf;jsessionid=653307FA372233D8C165107A0E0E4E2A?sequence=1＞（2024年2月26日閲覧）
12）豊島万希子ほか（編）：先輩ナースの視点がわかる新生児ケアのきほん―まず押さえたい20のポイント（with NEO別冊 るる NEO），メディカ出版，2019
13）五十嵐勝朗：からだのフシギ―生理現象学辞典（第12回）めやに/よだれ．チャイルド ヘルス **15**（5）：364-365，2012
14）黒田公美ほか：赤ちゃんは抱っこして歩くとなぜ泣き止むのか―哺乳類「輸送反応」の意義と神経機構．脳と発達 **47**（Suppl）：S145，2015
15）井上雅子ほか：抱くことが新生児の意識レベルに及ぼす影響―母子相互作用の視点から．母性衛生 **40**（2）：340-348，1999
16）日本周産期・新生児医学会理事会内「早期母子接触ワーキンググループ」：「早期母子接触」実施の留意点．＜https://www.midwife.or.jp/pdf/h25other/sbsv12_1.pdf＞（2024年2月26日閲覧）
17）石井邦子：母子同室．助産学講座8．助産診断・技術学Ⅱ―[3]新生児期・乳幼児期，第6版，石井邦子ほか（編），医学書院，p79，2021

撮影協力 山本助産院

索引

根拠がわかる母性看護技術[Web動画付]

2024 年 7 月 5 日　発行

編集者　中村幸代
発行者　小立健太
発行所　株式会社 南 江 堂
〒113-8410 東京都文京区本郷三丁目42番6号
☎(出版)03-3811-7189　(営業)03-3811-7239
ホームページ https://www.nankodo.co.jp/
印刷・製本 シナノ書籍印刷
組版 明昌堂
装丁 HON DESIGN

© Nankodo Co., Ltd., 2024

定価はカバーに表示してあります.
落丁・乱丁の場合はお取り替えいたします.
ご意見・お問い合わせはホームページまでお寄せください.

Printed and Bound in Japan
ISBN978-4-524-23026-6

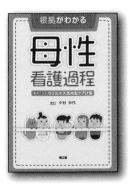
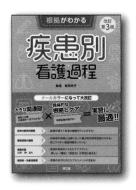
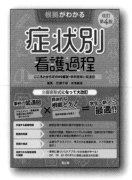